AF493641

PRÉCIS

DE

POSOLOGIE INFANTILE

PRÉCIS

DE

POSOLOGIE

INFANTILE

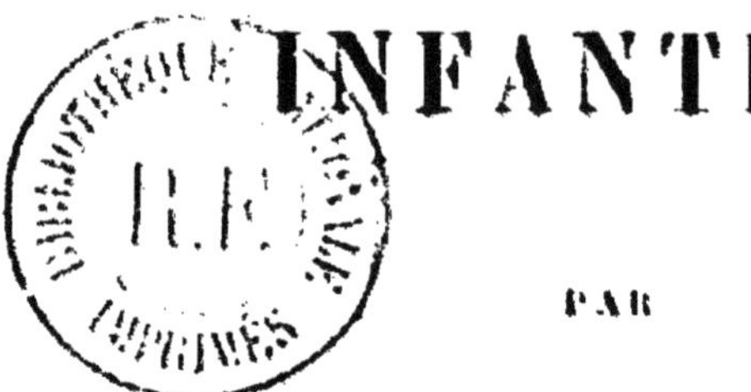

PAR

Le Dr RAYMOND NOGUÉ

Médecin des Bureaux de Bienfaisance,
Médecin du Dispensaire de Belleville pour Enfants Malades,
Médecin Inspecteur Sᵗ des Enfants du 1ᵉʳ Age,
Médecin Inspecteur des Écoles de la Ville de Paris,
Secrétaire de la Rédaction
du
Journal de Clinique et de Thérapeutique Infantiles.

PARIS
A. MALOINE, ÉDITEUR
91, BOULEVARD SAINT-GERMAIN, 91

1895

INTRODUCTION

REMARQUES SUR LA THÉRAPEUTIQUE ET LA POSOLOGIE INFANTILES

Quand on lit les auteurs qui se sont spécialement occupés de pathologie infantile, on est frappé de voir combien, dans leurs traités, ils se montrent réservés et prudents sur la question de la thérapeutique. Dans la grande majorité des affections du jeune âge, ils préconisent l'expectative et se contentent de surveiller l'évolution naturelle de la maladie vers la guérison. Ils font ainsi de la thérapeutique naturiste, très justement comparée, par M. Bouchard, à une « armée de secours qui, se sentant incapable de débloquer une ville assiégée, restreint son rôle à faire passer dans la place des vivres et des munitions ».

L'ignorance où nous sommes de la physiologie normale du jeune âge, des modifications qu'elle subit sous l'influence de la maladie, l'absence de données exactes sur la pharmacodynamique infantile rendent dans bon nombre de cas, nous l'avouons, l'expectative la pratique la plus sage.

Mais si nous pensons qu'on ne saurait trop s'élever contre l'usage intempestif des médicaments chez les enfants, contre l'abus des drogues, réciproquement l'abstention systématique ou généralisée nous paraît contraire à tout esprit scientifique; aveu mal déguisé d'impuissance, elle est souvent chose nuisible, parfois même coupable.

Les exemples abondent. Si les troubles digestifs, si fréquents au début de la vie, relèvent généralement d'une alimentation prématurée et peuvent être corrigés par une hygiène bien comprise, il est des cas où ces gastro-entérites prennent rapidement une tournure grave.

Ici, la temporisation n'est plus de mise : le mal est grand, le péril pressant ; il faut agir. Et celui qui dans la chaleur de l'été a été appelé près du bébé de quelques mois, florissant la veille, subitement atteint et si violemment qu'on suit pour ainsi dire à vue d'œil la marche du mal, l'excavation des orbites, le pincement du nez, la flaccidité croissante des chairs, sait la valeur des minutes et le pouvoir d'une thérapeutique active.

Dans d'autres cas où l'urgence est moins grande, l'abstention nous paraît blâmable. Si on nous fait appeler près d'un malade ce n'est nullement pour la vaine consolation qu'apportent nos paroles. Le vulgaire ne voit, il ne faut pas se le dissimuler, dans la médecine que le soulagement ou la guérison des maladies. Trop souvent nous la considérons autrement, avouons-le, et à nos yeux le diagnostic prime en intérêt sinon en importance la thérapeutique.

Je ne sache, en effet, rien de plus passionnant que l'examen clinique du malade, cette recherche de la cause cachée qui nécessite dans un espace de temps si restreint une mise en activité si intense des fonctions cérébrales et des sens : perception exacte de signes souvent fugaces, distinction des symptômes primordiaux, élimination judicieuse des symptômes d'ordre secondaire. et de l'ensemble des faits ou de la prédominance de certains d'entre eux, découverte par l'intelligence de l'entité morbide, de la vérité. Ces difficultés et cet intérêt sont accrus en pédiatrie de ce que l'enfant ne fournit aucun renseignement, qu'il est donc indispensable de bien saisir et d'interpréter avec justesse ses réactions physiques, ses cris, ses pleurs, sa respiration, son pouls, sa température, son état général.

Mais, le diagnostic établi, cet effort puissant de l'esprit terminé, il se produit une détente brusque, comme une dépression cérébrale qui nous fait abandonner la lutte au moment de faire œuvre utile, d'agir thérapeutiquement. De là, sans doute, cette boutade d'un esprit chagrin : « Que la médecine n'est qu'une longue méditation sur la mort. »

Jusqu'à ces derniers temps, nous le savons, la thérapeutique, ignorante de la nature de la maladie, ne pouvait que tâtonner. La thérapeutique pathogénique, but suprême de la médecine, n'avait, pour des causes diverses, fait que peu de progrès.

Dans leurs recherches des causes morbides, nos devanciers manquaient d'abord des instruments nécessaires et n'avaient à leur disposition que l'observation clinique et l'anatomo-pathologie. Laënnec en avait cependant tiré l'unité de la tuberculose, Villemin sa contagiosité.

Mais nous entrons dans l'ère pastorienne et sous l'influence des progrès de la bactériologie, du perfectionnement des méthodes et des instruments de recherche, la cause de certaines maladies dès longtemps soupçonnée par des hommes de génie, devient évidente.

La thérapeutique va s'en ressentir.

Nous ne saurions à ce propos manquer de

citer l'histoire de la diphtérie. Elle nous montrera, nous l'espérons, le cycle complet de l'étude des maladies infectieuses. Nous pourrons voir les moyens mis en usage contre elle se plier à l'idée qu'on se faisait de sa pathogénie. Enfin, elle nous offre le frappant et encourageant exemple d'une maladie vaincue non plus par l'effet d'un hasard empirique, mais par la ténacité des recherches, la rigueur de la méthode, la puissance de l'intelligence humaine.

Dans l'antiquité et au moyen âge, la diphtérie est confondue avec la gangrène du pharynx. En 1765, Home reconnait que la fausse membrane est de nature exsudative, et Samuel Bard, en 1771, proclame l'identité de la diphtérie et du croup. Ces idées oubliées pendant plusieurs années reçoivent des travaux de Bretonneau (1818-1826) une démonstration éclatante. Au point de vue pathogénique, Bretonneau croit qu'il s'agit d'une inflammation spécifique locale. Trousseau, au contraire, pense qu'il s'agit d'une maladie générale infectieuse dont les fausses membranes ne sont que la manifestation. Bien que l'école allemande, se basant sur l'anatomopathologie, continue à distinguer le croup de la diphtérie pharyngée, en France l'unité est admise. Mais la contagiosité de la diphtérie, malgré des exemples frappants, n'est reconnue que plus tard : « Pendant l'épidémie de diphtérie observée par M. Trousseau, en Sologne, il a vu une mère qui allaitait son enfant, porter sur les deux seins des plaques de fausses membranes. Au collège de la Flèche où régnait l'angine maligne épidémique, un enfant affecté d'engelures ayant marché pieds nus sur le plancher de l'infirmerie imprégné des crachats d'un camarade qui couchait près de lui et qui était malade de la diphtérite, cet enfant présenta bientôt entre les doigts des pieds des eschares membraneuses. » Et Blache et Guersant ajoutent : « Qu'on donne le nom d'infection, ou tout autre, à ce mode de communication, c'est toujours une espèce de contagion qui n'est, à la vérité, aucunement comparable à celle de la variole ou de la scarlatine. M. Bretonneau a fait des tentatives inutiles pour inoculer la diphtérite à des animaux, jamais il n'a pu y réussir ; mais plusieurs maladies évidemment contagieuses, comme la rougeole, le typhus des armées, ne se prêtent pas davantage à l'inoculation. »

La thérapeutique se ressentait de ces idées. L'angine pseudo-membraneuse étant pour Bretonneau, Blache et Guersant une maladie primitivement locale, c'est aux traitements topiques qu'ils faisaient appel. Ils pratiquaient des cautérisations avec de l'acide hydrochlorique pur dans les cas graves, mitigé avec un tiers ou un quart de miel rosat dans les cas moyens. Ils employaient aussi des solutions très concentrées de sulfate acide d'alumine faites avec 1 partie de ce sel pour 2 à 3 parties d'eau et encore des badigeonnages pharyngés avec une solution de nitrate d'argent à 1 pour 5 ou 6 parties d'eau. Rilliet et Barthez agissaient de même.

Mais la nature de la maladie reste ignorée et ce traitement local n'a d'autre but que d'éviter la propagation des fausses membranes vers le larynx.

Trousseau, au contraire, qui croit se trouver en présence d'une maladie infectieuse générale, tout en luttant contre l'extension des fausses membranes, insiste sur le traitement général.

Jusqu'à ces dernières années, les recherches faites sur la pathogénie de la diphtérie étaient restées infructueuses, lorsqu'en 1883, au congrès de Wiesbaden, Klebs annonça qu'il avait aperçu dans les fausses membranes diphtériques un bacille dont la présence lui avait paru constante. Bien qu'il lui eût été impossible de déceler son existence dans les viscères atteints de lésions de même nature, il n'hésitait pas à croire à la spécificité de ce bacille. Les lésions viscérales pouvaient, à son avis, être dues à l'action d'une substance chimique sécrétée par le bacille lui-même. Cette vue géniale devait plus tard être confirmée par les faits.

L'année suivante, en 1884, Lœffler réussit à isoler et à cultiver sur sérum le bacille de Klebs. Il reproduisit même chez les animaux, par inoculation des cultures sur les muqueuses excoriées, la diphtérie avec ses principaux accidents, réussissant ainsi, grâce aux progrès de la science, là où Bretonneau et tant d'autres avaient échoué. Cependant pour que la spécificité du bacille apparaisse hors de tout conteste, quelque chose manque encore : c'est la production des paralysies.

Ce fut en 1888 que Roux et Yersin réussirent à reproduire chez les animaux ces paralysies expérimentales. Ainsi furent levés les derniers doutes qui pouvaient subsister sur la spécificité du bacille de Klebs-Lœffler. Dans leurs remarquables mémoires de l'année suivante, ils firent connaître un fait d'une importance capitale, fait déjà soupçonné par Klebs, que le bacille diphtérique sécrète un poison très actif, une toxine qui, inoculée pure aux animaux, produit les mêmes accidents que l'inoculation des cultures mêmes.

Cette découverte fut le point de départ des

recherches les plus intéressantes qui devaient aboutir aux plus beaux résultats.

Mais arrêtons-nous un instant dans cette marche progressive pour considérer comment était envisagée à ce moment la pathogénie de la diphtérie et comment agissait en conséquence la thérapeutique.

Maladie microbienne, contagieuse, inoculable et toxique, la diphtérie fut traitée rationnellement, mais les résultats ne furent pas ceux qu'on espérait. On chercha à détruire le microbe. Et tous les produits de la chimie furent expérimentés, d'abord *in vitro* où beaucoup donnèrent des succès remarquables, puis sur les malades où les résultats furent beaucoup moins encourageants. Le traitement local prima tous les autres; badigeonnages, raclages, irrigations etc., avec les acides salicylique, phénique, etc., et en dernier lieu avec le sublimé. On voulait ainsi détruire le bacille sur place et tout en empêchant la propagation des fausses membranes vers le larynx, arrêter la production de toxines qui étaient un danger pour l'organisme. On lutte en même temps contre ces mêmes toxines par un traitement général tonique.

Mais, malgré tout, les résultats de ces divers traitements, bien qu'ayant eu sur la mortalité une influence sensible, n'étaient pas bien probants et les bactériologistes sentaient que d'un autre côté était la solution scientifique du problème.

Déjà après la découverte du bacille et avant même que la spécificité en fût scientifiquement établie, en 1887, Hoffmann avait remarqué que des cobayes inoculés avec de vieilles cultures spontanément atténuées restaient réfractaires à l'action de cultures plus virulentes.

A la suite de la découverte de la toxine diphtérique par Roux et Yersin les travaux se multiplièrent. Eux-mêmes cherchèrent les moyens d'atténuer la virulence du bacille de Klebs-Lœffler.

Fränkel et Brieger montrèrent qu'en inoculant à un cobaye 10 à 20 centimètres cubes de bouillon de culture diphtérique, datant de trois semaines et chauffé entre 65 et 70°, pendant une heure, on rend cet animal réfractaire à l'inoculation sous-cutanée seule. Cette immunité se produit une quinzaine de jours après. En 1891, Behring réussit à immuniser les animaux contre la diphtérie en atténuant les cultures par le trichlorure d'iode.

Poursuivant ses recherches, Behring remarqua que le sang d'un animal ainsi immunisé contre la diphtérie est à son tour non seulement immunisateur, mais qu'il a encore le pouvoir d'arrêter dans son évolution la diphtérie chez les animaux préalablement inoculés avec le bacille de Klebs-Lœffler. Behring venait de découvrir la sérumthérapie. Il appliqua cette méthode aux enfants diphtériques et obtint des succès.

Pourquoi et comment cette découverte géniale prévue par tous les bactériologistes dans un laps de temps rapproché a-t-elle été si longtemps méconnue en Allemagne et pour ainsi dire inconnue ailleurs?

Il a fallu que M. Roux, pendant plusieurs mois et sur une vaste échelle, reprît ces recherches et trouvât un moyen pratique d'obtenir de grandes quantités d'antitoxine en immunisant les chevaux, et enfin fit connaître au congrès de Buda-Pesth les remarquables succès obtenus pour que le monde médical s'émût.

Il est juste, dans cette admirable découverte, d'associer les noms des hommes qui ont apporté à la construction de l'édifice les principales pierres : Klebs, Lœffler, Roux et Yersin, Behring enfin dont le génie est venu en couronner le faîte.

Aujourd'hui, la thérapeutique de la diphtérie est trouvée. On peut dire qu'elle est née de la connaissance parfaite de la maladie et qu'elle est bien le plus bel exemple qu'il soit possible de citer de thérapeutique vraiment pathogénique.

Bien que nous ne soyons pas malheureusement aussi avancés dans l'étude des autres maladies, nous avons, pour certaines d'entre elles, franchi les premières étapes. De la tuberculose, du choléra, du télanos etc., nous connaissons les agents pathogènes. Nous savons qu'il y a loin encore de la connaissance de la cause à une thérapeutique victorieuse. Mais la voie est ouverte et le jour n'est certainement pas éloigné où ces maladies subiront le sort de la diphtérie.

Pour bien d'autres dont nous ignorons totalement la pathogénie, on comprendra que notre thérapeutique ne puisse être rigoureusement scientifique. Elle est parfois un peu empirique. Mais devons-nous tant médire de l'empirisme? Ne lui devons-nous pas une grande partie de nos connaissances? Aussi, bien que la thérapeutique actuelle puisse être considérée pour beaucoup de maladies comme une thérapeutique d'attente, elle rend quotidiennement les plus grands services et nous aurions tort de la dédaigner.

Est-ce à dire, d'ailleurs, que le seul hasard nous guide dans son application? Non.

« A défaut de notion pathogénique démontrée, nous prenons pour guide une théorie probable; c'est l'hypothèse provisoire à la façon de Descartes; c'est notre viatique à travers l'inconnu. » (Bouchard.)

C'est ainsi, par exemple, que nous faisons de l'antisepsie interne dans certaines inflammations intestinales. Nous supposons qu'il s'est produit dans le tube digestif des fermentations anormales, des toxines ensuite, qui, allant retentir sur le centre régulateur de la thermogenèse, donnent une élévation parfois inquiétante de la température. Nous inspirant de cette hypothèse, nous administrons d'abord un purgatif pour éliminer le plus tôt possible la plus grande partie des produits délétères, puis nous administrons les antiseptiques intestinaux pour annihiler les effets des poisons restants et empêcher la production des autres.

Il est des cas où, à défaut d'hypothèse plausible ou même de parti pris, nous sommes obligés de lutter seulement contre certains symptômes prédominants de la maladie. Cette thérapeutique des symptômes devient souvent nécessaire dans l'enfance. Il arrive assez fréquemment que sous l'influence du trouble passager d'un organe il se produit par suite d'une impressionnabilité plus grande du système nerveux ou des centres de la thermogenèse un retentissement assez considérable pour troubler l'équilibre.

« Le cerveau et la moelle, dit M. le Dr Variot[1], bien qu'offrant à la naissance un développement considérable, comparativement au volume des autres organes, fonctionnent encore d'une manière irrégulière, incoordonnée; l'activité psycho-sensorielle pendant la première année de la vie est extrêmement réduite, tandis que l'excitabilité réflexe de la moelle est prédominante. La régulation des mouvements spinaux par le contrôle du cerveau est insuffisamment assurée. C'est ainsi que l'on explique la prédisposition des jeunes enfants à présenter des phénomènes convulsifs produits sous des influences légères et variées.

« Un accès fébrile, des irritations du tégument interne, l'éruption des dents, des troubles gastro-intestinaux, le rachitisme déterminent des convulsions qu'il est parfois bien difficile de différencier des convulsions en rapport avec des affections proprement dites des centres nerveux. »

Ici, le symptôme lui-même, hyperthermie, excitation, convulsions ou, au contraire, pros-

[1] « Traité pratique des maladies des enfants », par James F. Goodhart, traduction G. Variot et Follenfant, préface française du Dr Variot. p. 23 et 24.

tration, peut être assez inquiétant et dangereux pour nécessiter des soins directs.

Il faut donc agir encore ici et parfois fermement. Mais, thérapeutique pathogénique ou thérapeutique des symptômes, il va sans dire que chez l'enfant les mêmes règles que chez l'adulte ne peuvent être suivies par suite des conditions spéciales de l'organisme jeune, conditions il est vrai encore bien imparfaitement connues mais dont cependant nous pouvons, en nous appuyant sur les observations de nos devanciers, établir les lignes générales.

« L'organisme de l'enfant, dit M. le D^r Le Gendre, présente des particularités physiologiques d'où découlent des indications thérapeutiques particulières. Chez lui, par suite de la rapidité de la circulation, de l'activité plus grande des échanges moléculaires, l'absorption est plus rapide; l'intégrité ordinaire des émonctoires, que n'ont pas encore encrassés les scories d'une longue vie, rend l'élimination plus rapide aussi; quant à la réaction de l'organisme vis-à-vis des médicaments, par suite de l'impressionnabilité plus grande du système nerveux et de la brusquerie des réflexes vaso-moteurs souvent plus intense, elle est, quelquefois, autre que chez l'adulte.

« De là certaines règles plus particulièrement

applicables à la thérapeutique infantile; l'emploi des doses faibles, mais réitérées, la nécessité de tâter la tolérance individuelle, de s'informer des influences héréditaires, de s'enquérir si l'enfant a déjà pris tel médicament, à quelles doses et comment il l'a supporté. Outre les idiosyncrasies générales propres à l'enfance (belladone, opium, acide phénique, etc.), il faut tenir compte des idiosyncrasies familiales.

« Une difficulté naît d'ailleurs de l'impossibilité où l'on est pour la première enfance toujours, et même pour la seconde, de consulter les sensations du malade afin d'apprécier d'après celles-ci l'effet des médicaments prescrits; le médecin d'enfant est alors dans la situation du vétérinaire; aussi, doit-il mieux connaître que tout autre les actions physiologiques des drogues qu'il administre, se guider sur le pouls, l'état des pupilles, la diaphorèse, la soif, l'excrétion urinaire, etc.

« Enfin la thérapeutique infantile diffère de celle des adultes par la nécessité d'approprier le mode d'administration des drogues et la posologie aux particularités physiques et mentales des sujets, à leurs poids et à leurs caractéristiques physiologiques. »

De même qu'il est reconnu et admis que

certains organismes vivants ne peuvent devenir pathogènes qu'en rencontrant un milieu favorable — que ce milieu soit engendré par un état de débilité passagère ou par un vice natif — de même il faut avoir toujours présent à l'esprit que certains médicaments donnés à dose thérapeutique à un enfant peuvent à ces mêmes doses devenir toxiques pour un organisme débilité.

Au contraire, il faut bien savoir que l'organisme subit sous l'influence de certains médicaments une sorte de tolérance à l'égard de leurs effets. Il faut tenir compte des doses données antérieurement. S'il existe un état d'accoutumance, le médicament peut être donné à doses plus fortes que celles du début, tandis qu'il serait dangereux de commencer par des doses élevées.

Sauf cependant pour certains médicaments tels que la digitale qui ont un effet dit accumulatif, dont l'action se poursuit après la cessation du médicament.

De là la nécessité pour le pédiatre de connaître les effets physiologiques des médicaments de façon à s'arrêter dans leur administration dès qu'il voit apparaître les signes avant-coureurs de l'intoxication.

On comprendra après cela combien il est

difficile d'établir des règles mathématiques pour le dosage des médicaments chez les enfants. Cependant depuis longtemps on avait cherché le moyen de faciliter au médecin le fractionnement rapide des doses à l'aide de tables ou de moyens mnémotechniques ingénieux. Voici à titre de renseignements les principaux systèmes :

Table de Gaubius.

Adulte	1
Au-dessous d'un an	1/16 à 1/20
Au-dessus d'un an	1/15 à 1/12
— de 2 ans	1/8
— de 3 ans	1/6
— de 4 ans	1/4
— de 7 ans	1/3
— de 14 ans	1/2

Table de Cottereau.

Adulte	1
De 1 à 3 ans	1/6
De 3 à 7 ans	1/3
De 7 à 13 ans	1/2
De 14 à 20 ans	2/3

Barême de Young.

La dose à administrer à l'enfant est représentée par une fraction dont

$$\frac{\text{Le numérateur} = \text{l'âge de l'enfant}}{\text{Le dénominateur} = \text{cet âge} + 12}$$

Pour un enfant de 2 ans, on aura :

$$\frac{2}{2+12} = \frac{2}{14} = \frac{1}{7}$$

Baginsky propose la table suivante :

Pendant le 1er mois	1/15 à 1/12
A 1 an	1/10
Pendant la 2e et 3e année. .	1/8 à 1/4
De la 4e à la 7e	1/4 à 1/2
Après 14 ans	dose de l'adulte.

Ces diverses tables ne peuvent guère être utilisées dans la pratique. On voit d'abord qu'elles diffèrent sensiblement entre elles. En outre elles ne donnent pas les limites entre lesquelles on peut évoluer (minima, maxima). Elles n'offrent enfin qu'une approximation incertaine puisqu'elles ne tiennent compte ni de la susceptibilité extrême de l'enfant à l'égard de certains médicaments, ni de sa grande tolérance pour d'autres. Elles exposent le médecin à faire trop ou pas assez.

Nous pensons donc qu'il est préférable, au lieu d'une opération arithmétique, d'apprendre à connaître pour chacun des médicaments les doses minima et maxima établies par l'expérience.

Aussi, bien qu'il n'existe entre les diverses périodes du développement infantile aucune différence essentielle, il nous paraît utile pour l'administration des médicaments de fixer certains points de repère déterminés d'ailleurs par des phénomènes physiologiques qui divisent les premiers âges en stades assez nettement tranchés.

1° De la naissance au sevrage, c'est-à-dire au quinzième mois environ ;

2° Du sevrage à la fin de la première dentition, ou du quinzième mois à la troisième année.

3° De la première dentition au commencement de la seconde, en chiffres ronds de 3 à 5 ans;

4° Enfin la période qui s'étend de la cinquième à la dixième ou douzième année, au delà de laquelle la posologie se rapproche sensiblement de celle de l'adulte.

C'est pour chacune de ces périodes de l'évolution infantile que, appuyés sur l'autorité des maîtres français et étrangers, nous avons fixé les doses extrêmes des substances actives. Il est ainsi facile au praticien de déterminer la posologie précise pour un âge donné, en s'inspirant des facteurs divers assez nombreux d'ailleurs indiqués plus haut.

La dose fixée, reste la façon d'administrer le médicament, et chez l'enfant ce n'est pas une chose à dédaigner. De là dépend bien souvent le succès de la médication.

D'une façon générale mieux vaut toujours

dissimuler à l'enfant le goût désagréable de certains médicaments. Sans cela l'enfant les repousse et leur administration nécessite une véritable lutte d'où il sort fatigué et qui ne manque jamais de produire sur l'entourage la plus pénible impression. Certaines substances possèdent par elles-mêmes un goût assez prononcé et assez agréable pour faire disparaitre ou modifier favorablement le goût des substances plus désagréables : tels sont le sirop d'écorces d'oranges amères, la teinture de cannelle, le sirop de menthe, etc.

On a conseillé pour cacher à l'enfant la vue et l'odeur de la potion l'usage d'une cuiller à opercule à long bec pouvant pénétrer jusqu'à la base de la langue. Ce petit ustensile pourra être utilisé au besoin.

Dans un autre ordre d'idées nous avons pensé qu'il était utile de noter la solubilité des substances. Cette connaissance est indispensable au médecin car sans elle il s'expose à faire des prescriptions que le pharmacien aura les plus grandes peines à exécuter. Il s'expose en outre à prescrire une potion dont le médicament actif occupera, insoluble, le fond de la bouteille. Il arrive alors ou bien que le médicament n'est pas administré, ou bien qu'il est administré à dose massive tandis qu'il devait être donné à dose fractionnée. On peut ainsi avoir des mécomptes.

Nous en dirons autant des incompatibilités. L'ignorance où l'on est sur ce sujet expose à associer dans une potion des substances dont la combinaison peut donner un composé toxique ou encore un composé inerte, soit que ces deux substances se neutralisent chimiquement, soit qu'elles produisent un composé insoluble.

Si le choix du véhicule a de l'importance au point de vue des incompatibilités médicamenteuses, de la solubilité, ou du goût, la quantité d'excipient à administrer dans un temps donné mérite aussi d'arrêter l'attention. On ne peut en effet impunément donner aux petits enfants des quantités quelconques de liquide. Au-dessous d'un an on prescrira des potions variant de 30 à 60 grammes dans les 24 heures; de 2 à 5 ans, de 60 à 90 grammes, et au-dessus, de 90 à 125 ou 150 grammes.

Il est bon à ce propos de connaître exactement la capacité des flacons employés en pharmacie; on en trouvera le tableau plus loin. De cette façon on peut toujours donner un flacon plein, par suite un nombre exact et connu de cuillerées à café, à dessert ou à bouche. On sait ainsi la quantité exacte de médicament que l'enfan prendra quand on prescrira une cuillerée à café ou à dessert toutes les heures ; on sait alors que la potion durera un jour ou deux jours. Tous ces détails ont dans la pratique leur importance.

Quand les médicaments solides ne sont pas solubles, on peut les donner soit en suspension dans une potion gommeuse soit dans de la confiture ou du miel. Les cachets ne sont guère pratiques même au-dessus d'un certain âge. Les pilules peuvent se donner aux enfants à partir de 4 à 5 ans. Certains médicaments sont granulés et sous cette forme facilement pris même par les enfants plus jeunes.

Parfois il est nécessaire d'administrer les médicaments par une voie autre que la voie buccale. Quand on veut agir vite on a recours aux injections sous-cutanées. Les doses médicamenteuses doivent être ici considérablement réduites puisque l'absorption est rapide et qu'il est difficile de fractionner.

La voie rectale nécessite quelques précautions. La quantité de véhicule sera encore ici proportionnée à l'âge. La posologie doit ici être modifiée.

Certains médicaments, les opiacés surtout. seront donnés en quantité moindre parce que encore ici le fractionnement des doses est impossible et parce que l'absorption en est parfois rapide. Les médicaments qui d'habitude se donnent par la voie buccale à dose massive peuvent se donner à quantité égale.

D'autres enfin doivent être donnés à dose plus élevée comme par exemple la quinine, soit que le mucus intestinal leur fasse subir une insolubilité partielle (J. Simon), soit que leur absorption soit plus longue.

La peau est quelquefois utilisée pour l'administration des médicaments. Bien que l'absorption y soit peu active, certaines substances, comme par exemple le mercure, passent très bien dans la circulation, aussi faut-il toujours, quand on prescrit des frictions, déterminer exactement la dose à employer en une friction.

Les bains ne sont guère utilisés pour l'absorption des médicaments.

En recherchant dans les ouvrages de pédiatrie français et étrangers et en réunissant en volume le dosage conseillé par les maitres, nous n'avons eu d'autre but que d'être utile à nos confrères. Si, malgré ses imperfections et ses lacunes, ce petit ouvrage parvient à rendre quelques services, nous nous considérerons comme satisfait.

Paris, mai 1895.

RAYMOND NOGUÉ.

ART DE FORMULER

L'ordonnance ou prescription se compose de :

1° L'*inscription* (qui s'adresse au pharmacien). — Énumération sans abréviations des substances composant le médicament : placer en tête le principe actif ;

2° La *souscription*. — Recommandation spéciale au pharmacien quand il y a lieu (exceptionnelle) ;

3° L'*instruction* (qui s'adresse au malade). — Explication détaillée du mode d'emploi du médicament. Mieux vaut toujours écrire l'instruction.

L'ordonnance doit être écrite à l'encre et très lisiblement. La signature du médecin sera très lisible et suivie de son adresse, dans le cas où celle-ci ne serait pas imprimée sur la feuille d'ordonnance. Écrire en toutes lettres le nom et la dose d'un médicament dangereux (ordonnance du 29 octobre 1846). Employer les chiffres romains pour indiquer le nombre de gouttes et écrire le mot « gouttes » en toutes lettres. Spécifier : usage interne ou usage externe.

ÉVALUATION EN POIDS DES QUANTITÉS DE LIQUIDES

— Yvon —

	CUILLER		
	À SOUPE	À DESSERT OU ENTREMETS	À CAFÉ
N° 1. Solut. aqueuses ou vin	16 gr.	12 gr.	4 gr.
N° 2. Juleps gommeux Potions . . .	18 gr.	13 gr. 5	4 gr. 5
N° 3. Sirops.	21 gr.	16 gr.	5 gr.
N° 4. Huiles, teintures et liquides alcooliques à 60°	12 gr.	9 gr.	3 gr.

	SOLUTIONS AQUEUSES	JULEPS POTIONS	SIROPS,	HUILES TEINTURES
	N° 1	N° 2	N° 3	N° 4
Une bouteille de 60 grammes contient :				
Cuillerées à café	15	13	12	20
Cuillerées à dessert.	5	4 1/2	4 1/2	6 1/2
Cuillerées à soupe ou à bouche .	4	3 1/2	3	6
Une bouteille de 125 grammes contient :				
Cuillerées à café.	31	28	25	42
Cuillerées à dessert.	10 1/2	9	8	19
Cuillerées à soupe ou à bouche.	7 1/2	7	6	10 1/2
Une bouteille de 150 grammes contient :				
Cuillerées à café.	39	34 1/2	31	52
Cuillerées à dessert. . . .	13	11 1/2	9 1/2	17
Cuillerées à soupe ou à bouche.	10	8 1/2	8	13

Une bouteille de 250 grammes contient :

	SOLUTIONS AQUEUSES	JULEPS POTIONS	SIROPS, HUILES	TEINTURES
Cuillerées à café.	62 1/2	55 1/2	50	83
Cuillerées à dessert.	21	18	15 1/2	28
Cuillerées à soupe ou à bouche.	15	14	12	21

VERRES

Le verre ordinaire contient 150 gr. d'eau distillée, environ 8 cuillerées à soupe.

Le verre à Bordeaux : 70 gr., environ 4 cuill. à soupe
Le verre à Madère . . 50 gr., environ 3 cuill. à soupe
Le verre à liqueur . . . 30 gr., environ 2 cuill. à soupe

COMPARAISON DES POIDS ANCIENS AVEC LE SYSTÈME DÉCIMAL

LIVRE	ONCE	DRACHME	SCRUPULE	GRAIN
453 gr. 592	28 gr. 34	3 gr. 888	1 gr. 296	0 gr. 0648

MESURES DE CAPACITÉ

GALLON	PINTE	FLUIDONCE	FLUIDRACHME	MINIM
4 lit. 543	0 lit. 578	28 c.c. 39	3 c.c. 54	0 c.c. 059

NOMBRE DE GOUTTES POUR PESER UN GRAMME (Yvon).

Le bec du compte-gouttes doit avoir 3 millimètres de diamètre extérieur.

Eau distillée	20	gouttes
Acide chlorhydrique	21	—
Acide sulfurique	26	—
Acide sulfurique alcoolisé ou eau de Rabel	54	—
Alcool à 90°	61	—

Alcool à 60°	52	gouttes
Ammoniaque	22	—
Chloroforme	56	—
Créosote	43	—
Ether	90	—
Ether alcoolisé ou liqueur d'Hoffmann	72	—
Glycérine	25	—
Gouttes amères de Baumé	53	—
Gouttes noires anglaises	17	—
Laudanum de Sydenham	33	—
Liqueur de Fowler (1 p. 100)	23	—
Teinture d'aconit, belladone colchique, digitale, opium	53	—
Teinture d'iode	61	—
Teinture de noix vomique	57	—

CONTENANCE DES FIOLES EMPLOYÉES EN PHARMACIE

2 gr.	125 gr.
4 —	155 —
8 —	180 —
12 —	210 —
15 —	250 —
30 —	310 —
45 —	350 —
60 —	500 —
90 —	

RÈGLES POUR L'ADMINISTRATION DES MÉDICAMENTS AUX ENFANTS

Tous les médicaments seront administrés dans l'enfance en se conformant aux principes suivants :

1° Toujours fractionner et échelonner la dose des substances actives (J. SIMON). La diluer dans 60 à 80 grammes d'un liquide indifférent qu'on fait prendre à l'enfant dans les 24 heures, par fractions égales, à intervalles réguliers ;

2° Surveiller attentivement l'action du médicament et, pour cela, revoir l'enfant dans la journée ;

3° Dès que l'effet cherché est obtenu, espacer les prises du médicament ou en suspendre l'usage ;

4° Veiller à l'action accumulatrice dans l'organisme de certaines substances (digitale) ;

5° Masquer autant que possible la saveur désagréable de certains médicaments en les associant à des substances aromatiques et sucrées, ou les administrer par la voie rectale ;

6° Les doses actives administrées par la voie rectale peuvent être doubles des doses indiquées pour la voie gastrique, sauf pour les opiacées, tandis que par la voie hypodermique les doses devront être 5 à 6 fois moindres ;

7° La plupart des alcaloïdes seront bannis de la thérapeutique infantile, sauf l'atropine, la caféine, la codéine, la strychnine, la pilocarpine, l'apomorphine, qui ne doivent d'ailleurs être administrées qu'avec la plus extrême prudence. Même remarque pour l'acide phénique à l'extérieur aussi bien qu'à l'intérieur. L'emploi de l'opium et du chlorate de potasse exige également une grande circonspection[1].

[1] *Formulaire spécial de thérapeutique infantile*, par le Dr Raymond Nogué, p. 3. — 1 vol. de 650 pages. Soc. d'Edit. scientifiques.

PRÉCIS

DE

POSOLOGIE INFANTILE

A

Acétanilide ou antifébrine ou phénylacétamide. — C'est un dérivé de l'aniline qui se présente sous la forme d'une poudre cristalline, blanche, inodore, d'une saveur brûlante, presque insoluble dans l'eau froide (1 pour 160), assez soluble dans l'eau chaude, très soluble dans l'alcool. On l'obtient par l'action de l'acide acétique cristallisé sur l'aniline pure. — Antipyrétique, analgésique.

— BAGINSKY —

De 0 à 15 mois. . . .	0 gr. 01 à 0 gr. 03.
De 13 mois à 3 ans . .	0 gr. 03 à 0 gr. 05.
De 3 à 5 ans.	0 gr. 05 à 0 gr. 06.
De 5 à 10 ou 12 ans. . .	0 gr. 06 à 0 gr. 10.

Trois à quatre fois par jour.

En poudre, dans de la confiture ou du miel, ou encore dans une potion alcoolisée.

℞ Acétanilide.	Q. s.
Elixir de Garus.	5 à 10 gr.
Sirop d'écorce d'oranges amères. .	30 gr.
Eau de tilleul.	Q. s. p. 90 gr.

F. s. a.

Une cuillerée à café toutes les demi-heures ou toutes les heures (prudemment).

Contre-poisons : caféine, éther.

∴

Acétate d'ammoniaque. — L'acétate d'ammoniaque usité en thérapeutique n'est pas le sel lui-même, mais une solution d'acétate d'ammoniaque contenant un tiers de son poids du sel cristallisé. C'est un liquide incolore, d'une action bien moins énergique que l'ammoniaque pure. — Stimulant diffusible, diaphorétique.

De 0 à 15 mois	1 à 2 gr.	*prodie.*
De 15 mois à 3 ans	2 à 3 gr.	—
De 3 à 5 ans	3 à 5 gr.	—
De 5 à 10 ou 12 ans. . . .	5 à 10 gr.	—

Dans une potion à faire prendre par cuillerées à café toutes les demi-heures ou toutes les heures. Ex. :

℞ Acétate d'ammoniaque	Q. s.
Sirop de fleurs d'oranger . . .	60 gr.
Infusion de thé	Q. s. p. 90 gr.

F. s. a.

L'esprit de Mindérérus des anciennes pharmacopées était une solution d'acétate d'ammoniaque ayant retenu par suite de son mode de préparation de l'huile pyrogénée.

Substances incompatibles : les acides et les sels acides, les alcalis, les sels de mercure, le nitrate d'argent.

∴

Acétate neutre de plomb ou sel de Saturne. — C'est une poudre efflorescente incolore, d'une saveur styptique et sucrée à la fois, très soluble dans l'eau. — A l'intérieur, astringent, hémostatique; à l'extérieur, résolutif.

— BAGINSKY —

De 0 à 15 mois . .	0 gr. 001	à 0 gr. 0035	*pro die.*
De 15 mois à 3 ans .	0 gr. 0035	à 0 gr. 01	—
De 3 à 5 ans . . .	0 gr. 01	à 0 gr. 02	—
Au delà	0 gr. 02	à 0 gr. 05	—

En poudre mélangée à du sucre, à faire prendre par prises, ou bien dans une potion par cuillerées à café toutes heures.

Le Sous-acétate de plomb liquide ou extrait de Saturne est un liquide incolore réservé pour l'usage externe. — Antiphlogistique, résolutif, siccatif.

On l'emploie étendu d'eau ou en pommade.

EAU BLANCHE OU EAU VÉGÉTO-MINÉRALE OU EAU DE GOULARD

Extrait de Saturne.	1 gr.
Alcoolat vulnéraire	4 gr.
Eau commune	45 gr.

CÉRAT SATURNÉ OU CÉRAT DE GOULARD

Extrait de Saturne.	1 gr.
Cérat de Galien	9 gr.

Substances incompatibles : acide sulfurique, sulfates alcalins, carbonates alcalins, lait, tanin et les substances qui en contiennent, sulfate de cuivre, alun.

Contre-poisons : administrer d'abord les boissons mucilagineuses, l'albumine, le lait.

Evacuer le contenu stomacal.

Comme antidotes directs, les sulfates alcalins : sulfate de potasse, de soude ou sulfate de magnésie. On donne lieu ainsi à la formation d'un sulfate de plomb insoluble ; on administre ensuite un purgatif huileux.

On peut encore administrer de l'eau sulfureuse, de l'alun, du sulfure de fer hydraté.

Contre l'intoxication chronique : bains chauds prolongés, cataplasmes chauds sur l'abdomen, opiacés à l'intérieur et purgatifs.

*
* *

Acétate de potasse. — C'est un sel incolore, très déliquescent, d'une saveur fraîche, très soluble dans l'eau et dans l'alcool. — Diurétique et sudorifique.

De 0 à 15 mois	0 gr. 50 à 1 gr.	*pro die.*
De 15 mois à 3 ans . .	1 à 2 gr.	—
De 3 à 5 ans	2 à 3 gr.	—
De 5 à 10 ou 12 ans. .	3 à 5 gr.	—

Dans 100 à 250 grammes de tisane de chiendent, d'uva ursi, de queues de cerises sucrée, à faire prendre par petites tasses.

Substances incompatibles : les acides et les sels.

Contre-poisons : eau vinaigrée, limonade tartrique, jus de citron, eau albumineuse.

*
* *

Acétate de soude. — C'est un sel incolore, inodore, d'une saveur piquante, soluble dans l'eau et dans l'alcool. — Diurétique, alcalin.

Peut s'administrer aux mêmes doses que le précédent. Peu usité.

∴

Acide acétique. — C'est un liquide incolore, volatil, d'une odeur piquante, corrosif; miscible en toutes proportions à l'eau et l'alcool. — Tempérant, désaltérant.

S'emploie sous forme de *vinaigre de vin* qui contient 6 p. 100 d'acide acétique.

A l'extérieur en lotions :

Vinaigre.	100 à 500 gr.
Eau.	1000 gr.

A l'intérieur sous forme d'oxycrat :

Vinaigre blanc	30 gr.
Eau froide	1000 gr.

ou en potion, par cuillerées à café ou à bouche.

De 0 à 15 mois. . .	Abstention		
De 15 mois à 3 ans.	Abstention		
De 3 à 5 ans. . . .	4 à 10 gr.	vinaigr. vin	*pro die.*
De 5 à 10 ou 12 ans.	10 à 30 gr.	—	—

Substances incompatibles : alcalis, carbonates alcalins, émulsions, lait.

Contre-poisons de l'acide concentré : savon, craie, cendre, lait, albumine, magnésie calcinée.

∴

Acide arsénieux. (Voir *Arsenic.*)

∴

Acide benzoïque sublimé. — C'est un corps blanc inodore extrait du benjoin : peu soluble dans l'eau froide, assez soluble dans l'eau bouillante, soluble dans l'alcool et l'éther. — Excitant, balsamique.

De 0 à 15 mois. .	0 gr. 015	à 0 gr. 02	*pro die.*
De 15 mois à 3 ans	0 gr. 02	à 0 gr. 05	—
De 3 à 5 ans. . .	0 gr. 05	à 0 gr. 10	—
De 5 à 10 ou 12 ans.	0 gr. 10	à 0 gr. 20	—

Dans une potion alcoolisée, par cuillerées à café toutes les heures.

∴

Acide borique. — Ce corps se présente sous la forme d'écailles nacrées, grasses au toucher; il est soluble dans l'eau froide dans la proportion de 3 1/2 p. 100 — beaucoup plus soluble à chaud — soluble dans 15 parties d'alcool, soluble dans la glycérine. — Antiseptique faible.

Réservé pour l'usage externe et employé en poudre, en solution, en collutoire, en gargarisme, en pommade.

Pommade boriquée :

Acide borique.	0 gr. 50 à 1 gr.
Vaseline neutre. . . .	10 gr.

F. s. a.

La pommade préparée avec l'acide borique préalablement dissous dans l'alcool ou dans la glycérine est irritante.

M. Puaux obtient des solutions concentrées d'acide borique en ajoutant 1,25 de magnésie calcinée par fraction de 10 grammes d'acide dépassant la quantité normale de 40 grammes par litre d'eau (Bocquillon-Limousin).

∴

Acide carbonique. — C'est un gaz incolore soluble dans l'eau. — Rafraichissant, désaltérant, antiémétique.

S'emploie en dissolution dans l'eau : eaux gazeuses, eaux de Seltz, de Condillac, de Saint-Galmier, de Pougues Saint-Léger, de Vichy.

POTION ANTIÉMÉTIQUE DE RIVIÈRE

1° Potion alcaline :

Bicarbonate de potasse	2 gr.
Sirop	15 gr.
Eau	50 gr.

2° Potion acide :

Acide citrique	2 gr.
Sirop de limons	15 gr.
Eau	50 gr.

On administre d'abord une dose de la potion alcaline, puis une dose de la potion acide ; ou bien on mêle dans un verre une dose de chacune des deux potions, on agite et on fait boire immédiatement le mélange.

De 0 à 15 mois	Abstention.
De 15 mois à 3 ans	Abstention.
De 3 à 5 ans	1 cuill. à caf. de chaq.
De 5 à 10 ou 12 ans	1 cuill. à caf. à 1 c. à b.

En lavement dans l'occlusion intestinale : on met un siphon d'eau de Seltz renversé en communication avec une sonde rectale : agir avec prudence dans le jeune âge.

En projection sur la peau, ce gaz produit l'anesthésie locale. On peut employer pour cela un simple siphon d'eau de Seltz.

∴

Acide chlorhydrique. — C'est une solution dans l'eau de gaz chlorhydrique dans la proportion de 34,4 p. 100 ; liquide acide, incolore, d'une odeur chloreuse qui prend à la gorge, caustique. — Eupeptique.

De 0 à 15 mois . . .	Abstention.
De 15 mois à 3 ans .	0gr.05 à 0gr.10 d'ac. chl.
De 3 à 5 ans.	0gr.10 à 0gr.15 —
De 5 à 10 ou 12 ans .	0gr.15 à 0gr.25 —

Toujours dilué dans l'eau.

POTION ANTIDYSPEPTIQUE DE TROUSSEAU

℞ Acide chlorhydrique pur. . .	V gouttes.
Potion gommeuse.	100 gr.

M.

Une cuillerée à dessert ou à soupe après les repas pour un enfant de 5 à 6 ans (D'ESPINE et PICOT).

— LE GENDRE —

Acide chlorhydrique.	1 gr.
Eau.	200 gr.
Sirop de limons.	50 gr.

Une ou plusieurs cuillerées à café suivant l'âge à la fin des repas.

Limonade chlorhydrique :

℞	Acide chlorhydrique dilué au 1/10.	20 gr.
	Sirop	125 gr.
	Eau.	875 gr.

M.

Usage externe. — Comme caustique.

Substances incompatibles : alcalis et carbonates alcalins, sels métalliques, lait.

Contre-poisons : magnésie hydratée, bicarbonate de soude, lait, eau albumineuse, eau de savon.

∴

Acide chromique. — Ce corps se présente sous la forme de cristaux rouges déliquescents, solubles dans l'eau. — Caustique.

Réservé pour l'usage externe, comme caustique, en solution aqueuse :

Acide chromique. . .	āā p.é. (Codex)
Eau.	

Laver immédiatement après à grande eau la partie cautérisée.

Substances incompatibles : glycérine, alcool (projections).

∴

Acide chrysophanique ou **chrysarobine.** — Ce corps se présente sous la forme d'aiguilles jaunes, peu solubles dans l'eau, solubles dans la benzine, le chloroforme et l'éther.

Il constitue la matière colorante jaune de la rhubarbe et est extrait du lichen des murailles (*Parmelia parmelina*) en traitant celui-ci par une solution alcaline et précipitant par un acide. On peut aussi l'obtenir en épuisant par le chloroforme la poudre de Goa qui en contient jusqu'à 80 p. 100.

C'est un purgatif puissant mais inusité comme tel dans la thérapeutique infantile.

On le réserve pour l'usage externe, en pommade, à la dose de 0 gr. 10 à 1 gramme (BAGINSKY).

Ce médicament ne doit s'employer chez les enfants qu'avec une extrême prudence car il est assez facilement absorbé par la peau et peut provoquer l'irritation des reins et l'albuminurie (LEWIN).

⁂

Acide citrique. — C'est un corps cristallisé en prismes rhomboïdaux incolores, d'une saveur très acide, soluble dans son poids d'eau froide, soluble dans l'alcool et l'éther; on l'extrait du jus de citron. — Tempérant, désaltérant en solution étendue.

Limonade citrique du Codex :

Alcoolature de citrons	1 gr.
Sirop d'acide citrique gommeux .	100 gr.
Eau	Q. s. p. 900 gr.

Chaque litre contient 13 décigrammes d'acide citrique.

La limonade citrique peut se préparer encore avec 2 citrons exprimés, macérés ou infusés pendant une heure dans un litre d'eau, sucrée avec 70 grammes de sucre.

De 0 à 15 mois	Abstention.
De 15 mois à 3 ans . . .	5 à 10 c. à café.
Au delà	*ad libitum.*

Limonade vineuse :

Vin.	250 gr.
Limonade citrique. . . .	750 gr.

Usage externe. — Le suc de citron est employé pur comme caustique et dissolvant dans les angines à fausses membranes.

Substances incompatibles : alcalis, carbonates alcalins, émulsions, lait.

Contre-poisons : craie, albumine, lait.

∴

Acide cyanhydrique ou acide prussique anhydre. — C'est un liquide incolore, d'une odeur prononcée d'essence d'amandes amères ; existant dans les amandes de l'amandier, du pêcher, du cerisier, dans les feuilles du laurier-cerise ; très volatil, se solidifiant à 15° ; soluble en toutes proportions dans l'eau et dans l'alcool.

Le plus violent de tous les poisons : I goutte d'acide cyanhydrique anhydre suffit pour tuer un homme adulte (Preyer, Huseman).

Acide cyanhydrique médicinal :

Acide cyanhydrique anhydre	1 p.
Eau	99 p.

De 0 à 15 mois.	Abstention
De 15 mois à 3 ans	
De 3 à 5 ans.	
De 5 à 10 ou 12 ans.	

N'employer dans la thérapeutique infantile que l'eau de laurier-cerise ou l'eau d'amandes amères. (Voir *Eau distillée d'amandes amères, Eau distillée de laurier-cerise.*)

Contre-poisons : Ammoniaque, inhalations de chlore, éther, hydrate de peroxyde de fer avec magnésie, affusions froides sur la tête, injections sous-cutanées de camphre, respiration artificielle.

⁂

Acide gallique. — Ce corps cristallise en longues aiguilles soyeuses; il est soluble dans 100 parties d'eau froide, dans 3 d'eau bouillante, dans l'alcool et l'éther; d'une saveur styptique; se trouve dans la noix de galle et dans les feuilles de l'uva ursi. — Astringent.

De 0 à 15 mois . . .	Abstention.
De 15 mois à 3 ans .	0 gr. 05 à 0 gr. 10 *pro die.*
De 3 à 5 ans	0 gr. 10 à 0 gr. 20 —
De 5 à 10 ou 12 ans .	0 gr. 20 à 0 gr. 50 —

En pilules ou dans une potion alcoolique.

Substances incompatibles : alcalis, carbonates, sels métalliques, albumine, émulsions, lait.

Contre-poisons : albumine, lait.

⁂

Acide lactique. — C'est un liquide sirupeux, incolore, inodore, très acide, caustique, miscible en toutes proportions à l'eau, l'alcool et l'éther. —

Eupeptique, astringent (HAYEM), neutralisant des substances toxiques (WINTER et LESAGE), antiseptique (LESAGE).

Employé pur comme caustique.

— HAYEM —

De 0 à 15 mois	1 à 2 gr.	*pro die.*
De 15 mois à 3 ans.	2 à 3 gr.	—
De 3 à 5 ans..	3 à 5 gr.	—
De 5 à 10 ou 12 ans.	5 à 10 gr.	—

En solution très étendue, par cuillerées toutes les heures.

— HAYEM —

℞ Eau distillée.	95 gr.
Sirop simple.	15 gr.
Acide lactique.	2 gr.
Essence de menthe.	II gouttes.

F. s. a.

Chez les nourrissons, une cuillerée à café toutes les demi-heures, toutes les heures, ou toutes les 2 heures, selon le nombre des selles, en dehors des tetées.

Peu toxique.

Usage externe. — Comme caustique contre les ulcérations, les trajets et les décollements tuberculeux, on peut employer la solution suivante :

℞ Acide lactique . . . . }
Eau distillée . . . . } à p.é.

Pour le pansement des abcès incisés, on introduit une mèche de gaze aseptique imbibée de ce mélange dans la cavité.

Substances incompatibles : alcalis, carbonates alcalins, émulsions, lait.

∴

Acide nitrique ou azotique. — A l'état pur, ou *acide azotique normal*, c'est un liquide incolore, fumant à l'air; soluble dans l'eau avec laquelle il forme un hydrate défini qui est *l'acide azotique officinal;* très caustique. — En dilution très étendue, désaltérant, diurétique.

Limonade nitrique du Codex :

Acide nitrique officinal dilué au 1/10e	20 gr.
Sirop de sucre	125 gr.
Eau	Q. s. pour 1000 gr.

De 0 à 15 mois. .	Abstention.
De 15 mois à 3 ans	Abstention.
De 3 à 5 ans . .	Abstention.
De 5 à 10 ou 12 ans.	100 à 250 gr. de limonade *pro die.*

Usage externe. — Comme caustique.

Substances incompatibles : alcalis, sulfures, émulsions, lait, tous les composés organiques (explosions).

Contre-poisons : magnésie hydratée, bicarbonate de soude, eau de savon, albumine, huile, lait.

∴

Acide phénique ou phénol. — C'est un corps extrait du goudron de houille, cristallisé en gros prismes incolores, peu soluble dans l'eau froide, soluble en toutes proportions dans l'alcool, l'éther, la glycérine; ne possède aucune des propriétés des acides. — A l'état pur ou en solution concentrée très caustique. En solution étendue antiseptique puissant.

Usage interne. — Abstention absolue dans la thérapeutique infantile.

Usage externe. — Abstention absolue chez les nouveau-nés. Ne l'employer qu'avec une extrême prudence chez les enfants plus âgés.

Préconisé contre l'angine diphtérique en collutoire pour badigeonner les fausses membranes, et en solution étendue pour les irrigations pharyngées (SOULEZ, CHANTEMESSE et VIDAL, HUTINEL, GAUCHER).

MIXTURE DE GAUCHER

Acide phénique cristallisé	5 gr.
Alcool à 90°	10 gr.
Huile de ricin	15 gr.
Camphre	20 gr.

Solution phéniquée pour irrigations pharyngées :

Acide phénique	1 à 2 gr.
Glycérine	Q. s.
Eau.	1000 gr.

Substances incompatibles : chlorate de potasse.

Contre-poisons : sulfates alcalins, sucrate de chaux.

∴

Acide phosphorique. (Voir *Phophore.*)

∴

Acide salicylique. — C'est un corps cristallisé en aiguilles soyeuses, blanches, inodores, de saveur acide, peu soluble dans l'eau froide, — 1 gramme se dissout dans 538 grammes d'eau — soluble dans l'eau chaude, dans le chloroforme, l'alcool et l'éther; existe dans les fleurs de la reine-des-prés et dans l'essence de winter-green d'Amérique. — Antiseptique, antithermique, antirhumatismal.

— Baginsky —

De 0 à 15 mois. .	0 gr. 015 à 0 gr. 06	*pro die.*
De 15 mois à 3 ans	0 gr. 06 à 0 gr. 20	—
De 3 à 5 ans. . .	0 gr. 20 à 0 gr. 30	—
De 5 à 10 ou 12 ans.	0 gr. 30 à 0 gr. 50	—

En 4 prises égales. Grande prudence dans l'administration interne de ce médicament à cause de son action très irritante sur la muqueuse gastro-intestinale (Baginsky). Mieux vaudrait l'administrer dans une potion gommeuse alcoolisée.

Sevestre. — De 10 à 15 ans, 1 gramme à 1 gr. 50 *pro die*, par paquets de 0 gr. 50 de demi-heure en demi-heure dans la dothiénentérie.

Usage externe. — En solution à 2 grammes pour 1,000 ; en pommade :

— Baginsky —

℞ Vaseline.	10 gr.
Acide salicylique.	0 gr. 10.

M. s. a.

— Bourget —

℞ Acide salicylique.	}
Essence de térébenthine . . .	} àà 10.
Lanoline.	}
Axonge	80.

Onctions autour de la jointure enflammée.

POUDRE DE BAGINSKY

℞ Talc.	70 gr.
Poudre d'amidon	30 gr.
Acide salicylique	2 gr.

M. s. a.

COLLUTOIRE DE J. SIMON

℞ Acide salicylique . . .	0 gr. 50 à 1 gr.
Alcool	Q. s. pr dissoudre
Glycérine	40 gr.
Infusion d'eucalyptus .	60 gr.

F. s. a.

Substances incompatibles : alcalis, carbonates alcalins, émulsions, lait, chlorate de potasse (risques d'explosion).

Contre-poisons : magnésie hydratée, bicarbonate de soude, eau de savon, huile, lait.

∴

Acide sulfurique normal. — C'est un liquide incolore, inodore, de consistance huileuse, soluble dans l'eau, très caustique. — Tempérant, astringent en solution étendue.

Limonade sulfurique du Codex :

Acide sulfurique dilué au 1/10. .	20 gr.
Sirop de sucre	125 gr.
Eau . . . . Q. s. pour	1000 gr.

De 0 à 15 mois .	Abstention.
De 15 mois à 3 ans	Abstention.
De 3 à 5 ans . .	Abstention.
De 5 à 10 ou 12 ans	100 à 250 gr. de limon. sulf. *prodie.*

EAU DE RABEL

Acide sulfurique.	100 gr.
Alcool.	300 gr.
Pétales de coquelicot.	4 gr.

Usage externe. — Comme caustique. — Lui préférer l'acide nitrique.

Substances incompatibles : alcalis, sulfures, émulsions, lait.

Contre-poisons : magnésie, bicarbonate de soude, eau de savon, huile, lait.

Acide tannique. (Voir *Tanin*.)

Acide tartrique. — Ce corps cristallise en gros prismes inodores, très acides, solubles dans l'eau froide et dans l'alcool; il existe dans le raisin, l'oseille, le tamarin. — Tempérant.

Limonade tartrique du Codex :

Eau.	900 gr.
Sirop tartrique	100 gr.

Le sirop tartrique contient 1 gramme d'acide tartrique pour 100.

De 0 à 15 mois . .	Abstention.
De 15 mois à 3 ans	Abstention.
De 3 à 5 ans . . .	Abstention.
De 5 à 10 ou 12 ans.	limonade tartrique *ad libitum*

Usage externe. — En collutoire dans la diphtérie.

— VIDAL —

℞ Acide tartrique . . . . 10 gr.
Glycérine . . . . 15 gr.
Eau de menthe . . . . 25 gr.

F. s. a.

Substances incompatibles : alcalis, carbonates alcalins, émulsions, lait.

Contre-poisons : magnésie, bicarbonate de soude, eau de savon, huile, lait.

∴

Acide thymique. (Voir *Thymol.*)

∴

Aconit ou char de Vénus (*Aconitum napellus*, Renonculacées). — Se servir exclusivement de l'alcoolature de racines d'aconit obtenue en traitant les racines par un poids égal d'alcool à 90°. — L'alcoolature de feuilles et de tiges est à peu près dépourvue d'action thérapeutique (J. SIMON). — Les préparations d'aconit doivent être administrées à petites doses et n'être augmentées que graduellement et par quantités fractionnées (OULMONT). — L'alcoolature de racines d'aconit peut être administrée à doses élevées à condition de commencer par de faibles doses toujours fractionnées et progressivement augmentées (J. SIMON). — Sédatif, antinévralgique, antithermique.

— Le Gendre —

De 1 à 2 ans.	II à IV gtes d'alc. rac. d'aconit	*pro die.*	
De 3 à 5 ans.	VI à X —	—	—
De 5 à 10 ans	X à XV —	—	—

Dans une potion étendue, par cuillerées à café à intervalles assez éloignés.

M. Comby dit qu'on peut donner par jour, à un enfant de deux ans, sans danger, V à X gouttes d'alcoolature de racines d'aconit, en espaçant les prises d'heure en heure, de 2 heures en 2 heures, de façon à ne donner pas plus d'une goutte par heure. A cinq ans, on peut aller à XX gouttes par 24 heures; à dix ans, on ira jusqu'à XXX gouttes. On pourra aller plus loin encore à la condition de réfracter les doses.

L'alcoolature de racines d'aconit s'emploie en thérapeutique infantile ordinairement associée à la teinture de belladone.

℞ Alcoolature de racines d'aconit } ãã p.é.
Teinture de belladone. . . . }
M.

De 0 à 15 mois . .	I à V gtes de ce mél.	*pro die.*	
De 15 mois à 3 ans.	V à XV gtes	—	—
De 3 à 5 ans . . .	XV à XXV gtes	—	—
De 5 à 10 ou 12 ans.	XXV à XL gtes	—	—

Dans une potion de 90 grammes. — Une cuillerée à café toutes les heures.

Une partie de teinture d'aconit équivaut à une partie et demie d'alcoolature (Rébault).

Usage externe. — Parfois employé comme anesthésique local.

— G. DE MUSSY —

℞ Teinture d'aconit	10 gr.
Eau de Cologne..	20 gr.
Chloroforme.	10 gr.

M. s. a.

Pour frotter les gencives dans les cas de dentition douloureuse.

Substances incompatibles : mélanges qui dégagent du chlore et de l'iode (BOUCHARDAT).

Contre-poisons : solution d'iodure de potassium iodurée à administrer après l'évacuation de l'estomac par un vomitif ou la pompe gastrique. — Teinture de belladone, teinture de digitale, tanin, injections sous-cutanées d'ammoniaque liquide étendue (1 cas de guérison par Richardson après l'ingestion de 2 cuillerées à soupe de teinture d'aconit).

∴

Aconitine (principe actif des racines de l'aconit Napel). — C'est un médicament d'une action définie et bien régulière, mais qui ne doit être employé qu'avec une extrême prudence à cause de la violence de ses effets et de la détermination encore insuffisante de ses variétés (OULMONT).

A bannir de la thérapeutique infantile à cause de sa trop grande activité (J. SIMON).

∴

Adonis. — Les adonis sont des plantes de la famille des Renonculacées, qui croissent en France, en Italie, etc. C'est l'*Adonis vernalis* qu'on emploie comme diurétique (peu usité).

∴

Agaric blanc (champignon qui croit sur le tronc du mélèze ; masse d'un blanc jaunâtre, d'une saveur amère, d'une odeur nauséabonde). — Purgatif et antisudoral.

De 0 à 15 mois. . . .	0 gr. 01 à 0 gr. 02	*pro die.*
De 15 mois à 3 ans . .	0 gr. 02 à 0 gr. 05	—
De 3 à 5 ans	0 gr. 05 à 0 gr. 10	—
De 5 à 10 ou 12 ans. .	0 gr. 10 à 0 gr. 15	—

Mélangé à du sucre pulvérisé, en une ou plusieurs prises.

S'administre 5 heures avant le moment où l'on veut obtenir une diminution de la sécrétion sudorale (Nothnagel et Rossbach).

Pour l'usage externe on emploie l'*Agaric des chirurgiens*, partie spongieuse du chapeau d'un champignon, le *Polyporus fomentarius* qui croit sur les hêtres et les chênes. — Hémostatique qui produit la coagulation en absorbant la partie liquide du sang.

∴

Alcool. — Est employé de préférence sous forme de vin, de cognac ou de rhum. — A faible dose stimulant diffusible, tonique, antithermique surtout chez les fébricitants (J. Simon).

De 0 à 15 mois. . . .	5 à 15 gr. de cognac *pro die*		
De 15 mois à 3 ans . .	15 à 20 gr.	—	—
De 3 à 5 ans.	20 à 40 gr.	—	—
De 5 à 10 ou 12 ans. .	40 à 80 gr.	—	—

Sous forme de grog, par cuillerées à café toutes les demi-heures ou toutes les heures.

Contre-indiqué dans toutes les maladies nerveuses, surtout cérébrales, les scléroses encéphaliques, la méningite, l'hystérie naissante, l'épilepsie, l'éclampsie, la chorée, le rhumatisme articulaire aigu, chronique ou noueux (J. SIMON); dans les cas d'habitus apoplectique, de tendance aux hémorragies pulmonaires, dans les affections organiques du cœur (NOTHNAGEL et ROSSBACH); dans toutes les affections aiguës de la peau et dans certaines dermatoses chroniques : eczéma, psoriasis, pityriasis, prurigo, urticaire, ecthyma, furoncles (J. SIMON).

Usage externe. — Etendu d'eau en lotions contre les sueurs abondantes générales ou locales (ROSSBACH).

Substances incompatibles : albumine, gomme, acide chromique, sels oxygénés, permanganate de potasse, brome.

Contre-poisons : café, ammoniaque; vapeurs ammoniacales, nitrite d'amyle en inhalations.

∴

Aloès du Cap ou aloès socotrin. — C'est le suc épaissi et solidifié des feuilles du genre aloès; d'une odeur désagréable, d'une saveur amère. Son action ne se produit que 10 ou 15 heures après l'ingestion et détermine peu d'irritation locale. Peut s'administrer pendant longtemps sans qu'il soit nécessaire d'en augmenter la dose. Insoluble dans l'eau. Soluble dans l'alcool. — Purgatif drastique.

De 0 à 15 mois. . . .	abstention.	
De 15 mois à 3 ans . .	0 gr. 01 à 0 gr. 05	*pro die.*
De 3 à 5 ans	0 gr. 05 à 0 gr. 10	—
De 5 à 10 ou 12 ans. .	0 gr. 10 à 0 gr. 50	—

En poudre ou en pilules si l'âge le permet.

Pilules d'aloès :

Aloès socotrin. . . .	0 gr. 10.
Poudre de réglisse . .	1 gr.
Miel.	Q. s.

F. s. a. 10 *pilules.*

Chaque pilule contiendra 1 centigramme d'aloès. De 1 à 10 et plus selon l'âge immédiatement avant le repas du soir.

* * *

Alun. — Sulfate d'alumine et de potasse ; cristaux octaédriques, incolores, transparents, d'un goût styptique ; solubles dans l'eau. — Astringent.

S'emploie en gargarisme ou en lavement.

De 0 à 15 mois. . . .	abstention.	
De 15 mois à 3 ans . .	0 gr. 25 à 0 gr. 50	p^r 250 gr. d'eau en gargar.
De 3 à 5 ans	0 gr. 50 à 1 gr.	
De 5 à 10 ou 12 ans. .	1 à 5 gr.	

Gargarisme astringent du Codex :

Eau dist. bouillante .	250 gr.
Miel rosat.	50 gr.
Roses rouges	10 gr.
Alun	5 gr.

Alun calciné. — Poudre blanche, très peu soluble, réservée pour l'usage externe. — Escharotique léger.

Substances incompatibles : alcalis, carbonates alcalins, les sels métalliques, le lait, les sels de plomb, les sels de chaux, le borax.

Contre-poisons : bicarbonate de soude, lait.

∴

Amandes amères. — Ce sont les semences de l'*Amygdalus communis*, var. *Amara*, de la famille des Drupacées. On emploie l'eau distillée d'amandes amères dont le titre doit être fixé au maximum à 100 milligrammes d'acide cyanhydrique et au minimum à 90 milligrammes pour 100 grammes d'eau distillée. — Antispasmodique.

De 0 à 15 mois. . . .	abstention.
De 15 mois à 3 ans. .	—
De 3 à 5 ans	1 à 2 gr. ou 2 gr. 50 *pro die*
De 5 à 10 ou 12 ans. .	2 à 5 gr.

Dans une potion de 45 à 90 grammes, par cuillerées à café toutes les heures.

Substances incompatibles : calomel, chlore, la plupart des sels métalliques.

Contre-poisons : chlore liquide en inhalations, inhalations d'ammoniaque, mélange d'hydrate de protoxyde et d'hydrate de peroxyde de fer.

∴

Ammoniaque liquide ou alcali volatil. — C'est une

solution de gaz ammoniac dans l'eau, incolore, d'une odeur irritante, d'une saveur brûlante, d'une réaction fortement alcaline. — Stimulant diaphorétique en solution très étendue.

L'alcali volatil n'est pas utilisé pur à l'intérieur chez les enfants. Mais on l'administre sous la forme d'acétate, de carbonate ou de chlorhydrate d'ammoniaque. On peut également faire usage de la préparation suivante :

LIQUEUR AMMONIACALE ANISÉE

Alcool à 90°	94 gr.
Huile volatile d'anis .	3 gr.
Ammoniaque liquide.	24 gr.

De 0 à 15 mois .	II à IV gouttes de liq. amm. *pro die*			
De 15 m. à 3 ans.	IV à X	—	—	—
De 3 à 5 ans . .	X à XV	—	—	—
De 5 à 10 ou 12 a.	XV à XXX gtes		—	—

Dans une potion gommeuse, à faire prendre en plusieurs fois.

Usage externe. — L'alcali volatil est employé pur comme caustique et vésicant. Convenablement étendu il est stimulant.

LINIMENT VOLATIL AMMONIACAL DU CODEX

Huile d'am. douces. .	90 gr.
Ammoniaque liquide.	1 gr.

L'ammoniaque liquide entre dans la composition de l'eau sédative:

EAU SÉDATIVE DU CODEX

Eau.		1000 gr.
Ammoniaque liquide. . . .	àà	60 gr.
Sel marin		
Alcool camphré		10 gr.

Substances incompatibles : les acides, les sels acides, les sels métalliques, l'alun.

Contre-poisons : eau vinaigrée, limonade tartrique, eau albumineuse.

*
* *

Anis étoilé (fruit de l'*Illicium anisatum*). — Carminatif.

De 0 à 15 mois	0 gr. 05 à 0 gr. 25.	*pro die*
De 15 mois à 3 ans . .	0 gr. 25 à 1 gr.	—
De 3 à 5 ans. . . .	1 à 2 gr.	—
De 5 à 10 ou 12 ans .	2 à 5 gr.	—

En décoction dans une quantité variable de liquide selon l'âge.

*
* *

Antimoine. — C'est un métal d'un blanc bleuâtre, d'un éclat vif, inusité à l'état naturel en thérapeutique.

On emploie l'oxyde blanc d'antimoine comme diaphorétique :

— Le Gendre —

De 1 à 2 ans.	abstention.	
De 3 à 5 ans.	0 gr. 25 à 0 gr. 50.	*pro die*
De 5 à 10 ans	0 gr. 50 à 1 gr.	—

Dans un looch.

Substances incompatibles : chlorures solubles, acides.

∴

Antipyrine ou **analgésine** ou **diméthylphénylpyrazoline.** — C'est un dérivé de la quinoléine qui se présente sous la forme d'une poudre blanche, inodore, d'une saveur amère. Elle est soluble dans l'eau et dans l'alcool. — Antithermique, analgésique.

— Le Gendre —

Au-dessous de 6 mois.	abstention.	
De 6 mois à 1 an. . .	0 gr. 10	*pro die*
2ᵉ année	0 gr. 15 à 0 gr. 20	—
3ᵉ —	0 gr. 20 à 0 gr. 25	—
4ᵉ —	0 gr. 25 à 0 gr. 50	—
De 5 à 7 ans	0 gr. 50 à 1 ou 2 gr.	—

Dans une potion aromatisée, par cuillerées à café toutes les demi-heures ou toutes les heures ou encore par prises mélangées à du bicarbonate de soude qui fait disparaitre sa saveur amère.

— D'Espine et Picot —

De 0 à 6 mois	0 gr. 05 à 0 gr. 10	*pro die*
De 6 mois à 1 an. . .	0 gr. 10 à 0 gr. 20	—
De 1 à 4 ans	0 gr. 20 à 0 gr. 30	—
De 4 à 8 ans.	0 gr. 30 à 0 gr. 50	—

Fractionner les doses en les donnant dans une potion alcoolisée par cuillerées à bouche. Surveiller toujours l'effet qui varie selon les individus.

Ne pas dépasser 0 gr. 20 à 0 gr. 25 chez un enfant de 4 ans et 0 gr. 25 à 0 gr. 50 chez un enfant de sept ans, par 24 heures (Laure, Moncorvo).

Baginsky recommande aussi la prudence.

— WOLLNER —

8 ans.	0 gr. 30	3 f. dans les 24 h.
10 —.	0 gr. 50	
16 —.	1 gr.	

M. Jules Simon administre l'antipyrine de la façon suivante dans la chorée :

1er jour :

1 gr. 50 en 3 cachets de 0 gr. 50 chacun à prendre aux repas.

2e jour :

2 gr. également par doses de 0 gr. 50 aux repas.

Les jours suivants on élève la dose qui doit en général arriver à 4 grammes par 24 heures et doit être continuée pendant toute la durée de la maladie jusqu'à ce que les mouvements choréiques aient à peu près disparu.

Usage externe. — Comme hémostatique.

Substances incompatibles : sa solution aqueuse à 15 p. 100 donne un précipité avec : solutions aqueuses d'acide phénique, de tanin, d'hydrate de chloral, de bichlorure de mercure, de salicylate de soude, de résorcine, de teinture de cachou (Ch. LAURISSIER). Le naphtol, l'hydrate de chloral, le salicylate de soude.

Contre-poisons : éther, caféine.

∴

Apomorphine. — C'est un produit de décomposition de la morphine qui se présente sous la forme d'une poudre blanche, assez soluble dans l'eau, soluble dans l'alcool et l'éther. — Vomitif, expectorant.

Comme émétique 0 gr. 001 à 0 gr. 002 en injections sous-cutanées. Son administration exige beaucoup de prudence à cause du collapsus qui survient facilement (BAGINSKY).

Solution pour injections hypodermiques :

℞ Chlorhydrate d'apomorphine . . . . . 0 gr. 01
Eau distillée . . . . . 10 gr.

Injecter 1/2 à 1 seringue de Pravaz.

Ou par la voie gastrique :

℞ Chlorhydrate d'apomorphine . . . . . 0 gr. 01
Eau distillée . . . . . 25 gr.
F. s. a.

Par cuillerées à café toutes les 10 minutes jusqu'au vomissement.

Comme expectorant :

— JUBASZ —

1re année	0 gr. 01	*pro die*
3 ans	0 gr. 02	—
A partir de 5 ou 6 ans.	0 gr. 05	—

— D'ESPINE ET PICOT —

De 1 à 3 ans.	0 gr. 003 à 0 gr. 005	*pro die*
Au delà.	0 gr. 01	—

— KORMAN, BAGINSKY —

℞ Chlorhydrate d'apomorphine . . . . . 0 gr. 01 à 0 gr. 05
Eau. . . . . 50 gr.
F. s. a.

Par cuillerées à café toutes les heures. Augmenter pour chaque année de 0 gr. 0005 par dose et de 0 gr. 005 par jour.

Les solutions étant très altérables doivent être préparées peu de temps avant l'usage.

Substances incompatibles : toutes les substances contenant du tanin.

Contre-poisons : tanin, décoction de noix de galle, solution d'iodure de potassium iodurée, caféine.

∴

Argent. (Voir *Nitrate d'argent.*)

∴

Aristol. — C'est un corps d'un rouge brun, inodore, insoluble dans l'eau, soluble dans l'éther, peu soluble dans l'alcool, obtenu en traitant une solution d'iode dans l'iodure de potassium par le thymol dissous dans la soude caustique. — Antiseptique, succédané de l'iodoforme. Réservé pour l'usage externe.

Vaseline	100 gr.
Aristol	10 gr.

M. s. a.

∴

Armoise (*Artemisia vulgaris*). — Emménagogue, antihystérique, antiépileptique.

La racine est employée contre l'épilepsie à la

dose de 1 à 10 grammes par jour en infusion au-dessus de 10 ans.

∴

Arnica (*Arnica montana*, de la famille des Composées. S'emploie sous forme de teinture ou d'infusion de fleurs). — Stimulant.

De 0 à 15 mois. . . .	abstention.
De 15 mois à 3 ans. .	V à X gt^{tes} de teint. *pro die*
De 3 à 5 ans.	X à XXV gt^{tes} — —
De 5 à 10 ou 12 ans. .	XXV à L gt^{tes} — —

Dans une potion, par cuillerées à café toutes les demi-heures.

En infusion : 1 à 2 grammes de fleurs d'arnica pour 1 litre d'eau.

Peu employé à l'intérieur.

Usage externe. — Remède populaire comme résolutif dans les contusions avec épanchement sanguin, comme antiseptique et cicatrisant des plaies.

Teinture d'arnica.	1 partie.
Eau	3 parties.

Substances incompatibles : acides, sulfate de fer et de zinc, carbonate de magnésie.

Contre-poisons : carbonate de magnésie, vinaigre.

∴

Arsenic. — Ce corps simple existe dans la nature à l'état natif (cobalt) ou combiné soit avec le soufre (orpiment, réalgar), soit avec des métaux ou avec l'oxygène; il est insoluble dans l'eau. Inusité en médecine.

Les préparations employées sont : l'acide arsénieux, l'arsénite de potasse et l'arséniate de soude. — Fébrifuges, stimulants, toniques.

Acide arsénieux ou anhydride arsénieux. — Il se présente sous deux formes : forme vitreuse et forme opaque ou porcelanée. L'anhydride arsénieux opaque se dissout dans 80 parties d'eau froide, l'anhydride arsénieux vitreux se dissout dans 25 parties d'eau froide. Cette solubilité augmente beaucoup en acidifiant l'eau par l'acide chlorhydrique. Notablement soluble dans l'alcool. Agent tonique des plus énergiques. Les graves accidents qui peuvent résulter d'un malentendu devraient engager les médecins à ne pas se servir de formules toutes faites, mais à les rédiger toujours eux-mêmes au moment du besoin (Soubeiran).

Solution de Boudin

Acide arsénieux.	1 gr.
Eau distillée	1000 gr.

XX gouttes ou 1 gramme contiennent 1 milligramme d'acide arsénieux.

Les granules de Dioscoride du Codex contiennent chacun 1 milligramme d'acide arsénieux.

Les granules de Dioscoride de Trousseau contiennent une quantité double d'acide arsénieux soit chacun 2 milligrammes.

Les pilules asiatiques en contiennent chacune 5 milligrammes.

Chez les enfants, préférer les préparations suivantes :

Arsénite de potasse, liqueur de Fowler. — La solution d'arsénite de potasse ou liqueur de Fowler, généralement employée pour l'administration de l'anhydride arsénieux est ainsi composée :

LIQUEUR DE FOWLER

Acide arsénieux. . . . . } Carbonate de potasse pur. . . }	āā 5 gr.
Alcoolat de mélisse composé. .	15 gr.
Eau distillée q. s. pour faire exactement	500 gr.

(*Codex français.*)

Cette liqueur contient un centième de son poids d'acide arsénieux.

XX gouttes ou 1 gr. .	= 0 gr. 01 d'acide arsénieux.
II gouttes.	= 0 gr. 001 —

De 0 à 15 mois. . . } De 15 mois à 3 ans . }	abstention.
De 3 à 5 ans.	II à V gouttes *pro die.*
De 5 à 10 ou 12 ans. .	V à X gouttes —

Dans une potion à prendre par cuillerées à café en plusieurs fois.

Commencer par II gouttes et arriver progressivement en augmentant d'une goutte par jour jusqu'à V ou X gouttes. Revenir alors progressivement en sens inverse à II gouttes. A ce moment, suspendre la médication pendant 10 à 15 jours. Ce temps de repos écoulé, recommencer suivant les mêmes principes (J. SIMON).

Cette solution s'altérant rapidement à l'air doit

être conservée dans des flacons bien remplis et hermétiquement fermés.

Le Dr Legros a eu l'heureuse idée de remédier à cette altérabilité de la liqueur de Fowler en granulant l'arsénite de potasse. Les granules de Fowler ainsi préparés sont titrés à un milligramme par granule et peuvent se conserver indéfiniment à l'abri de toute modification.

Arséniate de soude, liqueur de Pearson. — L'arséniate de soude officinal est l'arséniate bisodique.

La *solution officinale d'arséniate de soude* ou *liqueur arsenicale de Pearson* du Codex français est ainsi composée :

Arséniate de soude cristallisé. . .	0 gr. 05
Eau distillée.	30 gr.

Elle contient 1/600 d'arséniate de soude.

XII gouttes = un milligramme d'arséniate de soude.

De 0 à 15 mois. . .	abstention.
De 15 mois à 3 ans. .	I à V gouttes *pro die*.
De 3 à 5 ans.	V à XV gouttes —
De 5 à 10 ou 12 ans. .	XV à XX gouttes —

dans une potion par cuillerées à café.

Ne pas oublier que la liqueur arsenicale de Pearson de la Pharmacopée britannique contient dix fois plus d'arséniate que la solution du Codex français.

— Bouchut —

Arséniate de soude.	0 gr. 05
Sirop de quinquina	300 gr.

F. s. a.

— J. Simon —

℞ Arséniate de soude. . . . . 0 gr. 05
Eau de mélisse. . . . . 50 gr.
Eau. . . . . 250 gr.

F. s. a.

1 cuillerée à café = 0 gr. 001 milligr. d'arséniate de soude.

Au-dessus de 2 ans, commencer par 1/4 de cuillerée à café de cette solution titrée; le lendemain 1/3, le surlendemain 1/2, les jours suivants 3/4, puis une cuillerée à café, parfois 2 cuillerées à café. Continuer l'administration de la dose maxima pendant 3 à 4 jours, puis diminuer graduellement les doses et cesser au bout de 3 semaines. Après dix jours de repos, recommencer (J. Simon).

Arséniate de fer. — Chez les enfants déjà grands (8 à 10 ans), 1 à 2 milligrammes sous forme pilulaire. Arriver graduellement à 1 centigramme dans les 24 heures (J. Simon).

Substances incompatibles : citrate de fer.

Quantités des préparations arsenicales usuelles nécessaires pour faire 1 milligramme d'acide arsénieux ou d'arséniate de soude :

Liqueur de Fowler. . . .	II gouttes =	0 gr. 001
Liqueur de Pearson. . . . (Codex français.)	XII —	—
Solution de Boudin. . . .	XX —	—
Solution de J. Simon. . .	5 gr. ou 1 cuil. à c.	—
Sirop de Bouchut.	5 gr. ou 1 cuil. à c.	—
Granule de Dioscoride (du Codex).	N° 1	—

Eaux minérales arsenicales. — Teneur en arséniate de soude par litre

La Bourboule.	0 gr. 014	par lit.
Plombières.	0 gr. 009	—
Mont-Dore.	0 gr. 005	—
Bussang	0 gr. 004	—
Vichy.	0 gr. 003	—

Usage externe. — La poudre escharotique arsenicale faible ou poudre de A. Dubois ou de Rousselot contient 1 pour 25 d'acide arsénieux. La poudre escharotique arsenicale forte ou poudre du frère Côme, contient 1 pour 8 d'acide arsénieux. Extrême prudence ; causticité puissante et dangers d'absorption. Mieux vaut les bannir de la thérapeutique infantile.

Contre-indications des arsenicaux : manifestations aiguës et prurigineuses de la peau, poussées subaiguë dans les dermatoses chroniques (J. Simon).

Substances incompatibles : astringents, eau de chaux, sulfhydrates, sels métalliques, magnésie et ses sels, oxydes de fer et leurs sels.

Contrepoisons : vomitifs, puis hydrate de peroxyde de fer, magnésie calcinée, eau de chaux, huile d'olive, diurétiques, toniques.

* * *

Assa fœtida. — C'est une gomme-résine tirée des racines du *Ferula assa fœtida* Lin., qui se présente sous la forme d'une masse molle, d'une odeur alliacée et fétide, d'une saveur âcre. Insoluble dans l'eau; soluble dans l'alcool, les alcalis, les huiles. — Antispasmodique.

De 0 à 15 mois . . .	0 gr. 05 à 0 gr. 20	*pro die.*
De 15 mois à 3 ans .	0 gr. 20 à 0 gr. 30	—
De 3 à 5 ans. . . .	0 gr. 30 à 0 gr. 50	—
De 5 à 10 ou 12 ans. .	0 gr. 50 à 1 gr.	—

A doses fractionnées, par la voie buccale.

Pilules :

Assa fœtida	0 gr. 05 à 0 gr. 20
Poudre de guimauve. . . .	Q. s.

Par la voie rectale, ces doses peuvent être doublées.

Lavement :

Assa fœtida.	Q.s.
Huile d'olives	X à XX gouttes.
Jaune d'œuf.	N° 1
Décoction de guimauve .	60 gr. à 200 gr.

F. s. a.

Substances incompatibles : acide cyanhydrique et ses composés.

*
* *

Atropine. — Alcaloïde extrait de la belladone dont il possède toutes les propriétés ; cristallise en prismes soyeux, incolores, d'une saveur amère. Soluble dans 300 parties d'eau froide, dans 58 parties d'eau bouillante, dans 8 parties d'alcool à 90°. — Mydriatique, antispasmodique, antisudoral.

On emploie de préférence le sulfate d'atropine.

Sulfate d'atropine. — Poudre blanche, extrêmement et facilement soluble dans l'eau et l'alcool.

Sulfate neutre d'atropine :

— Le Gendre —

De 1 à 2 ans.	abstention.
De 3 à 5 ans.	0 gr. 0005 à 0 gr. 001
De 5 à 10 ans	0 gr. 0005 à 0 gr. 002

Solution titrée de sulfate d'atropine

Sulfate d'atropine.	0 gr. 01
Eau distillée	10 gr.

1 gr. ou XX gouttes. . . . =	0 gr. 001
II gouttes . . . . =	0 gr. 0001

De 0 à 15 mois. .	abstention.		
De 15 mois à 3 ans.	II à V gtes de la sol. pr.	*pro die.*	
De 3 à 5 ans. . .	V à X gtes	—	—
De 5 à 10 ou 12 ans.	X à XX gtes	—	—

Dans une potion de 90 grammes, par cuillerées à café toutes les heures.

Usage externe. — Comme mydriatique; contre les affections superficielles de la cornée accompagnées de photophobie et de phénomènes d'excitation, alors que l'iris a été déjà envahi ou qu'il s'agit de prévenir son envahissement comme dans la kératite parenchymateuse. Usité contre l'iritis aiguë ou chronique; contre la myopie progressive du jeune âge (Michel, de Wurzburg).

Sulfate d'atropine.	0 gr. 03
Eau distillée.	10 gr.

1 goutte en instillation dans l'œil, deux ou trois fois dans la journée.

Contre-indications : l'atropine est contre-indiquée dans les ulcérations profondes de la cornée, alors qu'il y a menace de perforation, ainsi que dans les affections cornéennes qui s'accompagnent d'une élévation de la pression intra-oculaire (MICHEL).

Substances incompatibles : acides, tanin.

Contrepoisons : tanin, chloral, chloroforme, opium, pilocarpine.

∴

Aunée. — L'*Inula Helenium*, dont la racine est utilisée seule en thérapeutique, contient un alcaloïde, l'hélénine (voir ce mot) et une matière féculente l'inuline. — Antidiarrhéique; contre la dysménorrhée.

De 0 à 15 mois.	abstention.		
De 15 m. à 3 ans.	0 gr. 10 à 0 gr. 20	de poud.	de rac. d'aunée
De 3 à 5 ans. . .	0 gr. 20 à 0 gr. 50	—	—
De 5 à 10 ou 12 a.	0 gr. 50 à 1 gr.	—	—

Dans un peu de miel ou de confiture.

Vin d'aunée :

Racine d'aunée.	3 gr.
Alcool à 60°.	6 gr.
Vin blanc.	100 gr.

30 grammes de vin = les principes solubles de 1 gramme de racine.

B

Badiane. (Voir *Anis étoilé.*)

∴

Bains médicamenteux. — Quand on administre un bain médicamenteux contenant une substance active, veiller à ce qu'il n'en rejaillisse pas des gouttes dans les yeux. — Si le bain est aromatique ou préparé avec une plante à odeur forte, avoir soin de recouvrir la baignoire d'un linge. — Durée du bain : 1/4, 1/2, 3/4 d'heure au plus (Rilliet et Barthez).

Bain alcalin (antiherpétique) :

Carbonate de soude. . . .	50 à 100 gr.
Eau	20 à 60 litres.

Bain acide (stimulant). — Doit être administré dans une baignoire en bois : durée 10 minutes.

Acide nitrique	20 à 30 gr.
Acide chlorhydrique . . .	20 à 60 gr.
Eau	20 à 60 litres envir.

Bain aromatique (tonique, stimulant). — Espèces aromatiques : feuilles et sommités d'absinthe, d'hysope, de menthe poivrée, d'origan, de romarin, de sauge, de serpolet, de thym, 1 kilogr.

Eau bouillante	12 litres.

Faire infuser une heure, passer, mélanger à l'eau du bain.

Bain arsenical (tonique) :

Arséniate de soude	5 à 10 gr.
Eau	60 litres environ.

Bain astringent. — Ecorce de quinquina ou de chêne : 150 grammes. Faire bouillir une demi-heure dans un demi-litre d'eau. Passer au tamis. Verser la décoction dans l'eau du bain.

La décoction de feuilles de noyer est plus faiblement astringente.

Bain de brome :

Brome	V gouttes.
Iodure de potassium	15 gr.
Eau.	30 litres.

Bain ferrugineux. — Verser dans l'eau du bain la solution suivante :

Sulfate de fer ou citrate de fer ammoniacal .	15 gr.
Eau	20 gr.

Bain gélatineux. — Gélatine : 120 grammes. Ajouter assez d'eau pour dissoudre la gélatine et mêler le tout avec 20 litres d'eau environ.

Bain de glycérine :

Glycérine.	150 gr.
Gomme adragante.	50 gr.

Faire bouillir dans 1 litre d'eau. Ajouter 20 litres d'eau chaude.

Bain iodé. — Verser la solution suivante dans l'eau du bain (baignoire en bois ou émaillée) :

Iode	60 gr.
Solution de potasse	15 gr.
Eau	30 gr.

Bain mercuriel. — Verser la solution suivante dans l'eau du bain (baignoire en bois) :

Bichlorure de mercure	0 gr. 50
Alcool	8 gr.
Eau distillée	30 gr.

Bains salés. — Sel commun, ou eaux-mères de Salins, de Salies-de-Béarn, etc., quantité variable.

Bain de mer artificiel (enfants au-dessus de cinq ans) :

— Dujardin-Beaumetz et Yvon —

A Sel marin.	8 kilogr.
Sulfate de soude cristallisé.	3 kilogr. 500
Hydrochlorate de magnésie	2 kilogr.
Hydrochlorate de chaux. .	0 kilogr. 700

M

B Chlorure de sodium. . . .	7 kilogr. 700
— de magnésium. .	2 kilogr. 515
— de calcium . . .	0 kilogr. 515
— de potassium . .	0 kilogr. 060
Sulfate de soude.	2 kilogr. 525
Iodure de potassium. . . .	àà 0 gr. 15
Bromure de potassium. . .	àà 0 gr. 15
Sulfhydrate d'ammoniaque. .	V gouttes.

A mettre dans un bain.

Bain sinapisé (stimulant énergique) :

Farine de moutarde.	60 gr.
Eau chaude.	20 litres.

L'enfant doit être rapidement immergé, laissé dans le bain quelques secondes seulement, en être retiré dès que la peau rougit et y être replongé 2 ou 3 fois de suite. Veiller sur les yeux.

Bain sulfureux (tonique) :

Sulfure de potassium. . . .	30 à 60 gr.
Eau chaude.	20 à 60 litres.

Baignoire en bois, en zinc ou en fonte émaillée.

Bain de Barèges artificiel :

Monosulf. de sodium cristallisé. } Chlorure de sodium sec. . . . }	àà 30 gr.
Carbonate de soude desséché . . .	25 gr.

Bain de tilleul. — Fleurs de tilleul : 250 à 500 grammes à faire infuser pendant une heure, puis à mêler à l'eau de bain (sédatif).

Bain de valériane (sédatif) :

Racine de valériane	4 gr.
Eau bouillante.	1 litre.

Faire infuser et verser dans le bain.

Indications des bains médicamenteux. — Bains de valériane, de tilleul, d'espèces aromatiques : états névropathiques, chorée, irritation cérébrale, éclampsie réflexe, etc.

Bains salés, sulfureux, iodés, bromés : lymphatisme et scrofulo-tuberculose.

Bains alcoolisés, bains de vin, bains sinapisés : états adynamiques, collapsus, choléra infantile.

Bains mercuriels : syphilis, variole à la période de suppuration.

∴

Bardane (*Arctium Lappa major*, Gœrt. Composées). — La racine est employée en infusion. — Sudorifique.

∴

Baumes. — Les baumes naturels sont constitués par un mélange de résines et d'huiles volatiles associées à une certaine quantité d'acide benzoïque ou cinnamique (benjoin, styrax, baume du Pérou, baume de Tolu).

Les baumes artificiels sont des préparations composées d'un corps gras et d'une matière résineuse.

Voici la composition des principaux baumes artificiels usités :

BAUME ACÉTIQUE

Ether acétique	40 gr.
Savon animal.	5 gr.

1 à 2 grammes en frictions.

BAUME DU COMMANDEUR

Racine d'angélique	10 gr.
Hypericum.	20 gr.
Alcool à 80°	720 gr.
Myrrhe.	ää 10 gr.
Oliban	

Baume de Tolu.	àà 60 gr.
Benjoin.	
Aloès.	10 gr.

S'emploie étendu de deux fois son poids d'eau comme résolutif sur les contusions.

Baume ou alcoolat de Fioravanti

Térébenthine du mélèze	500 gr.
Résine élémi.	100 gr.
Résine tacamahaca.	100 gr.
Succin.	100 gr.
Styrax liquide	100 gr.
Gomme résine galbanum. . . .	100 gr.
Myrrhe	100 gr.
Aloès	50 gr.
Baies de laurier	100 gr.
Galanga.	50 gr.
Zédoaire.	50 gr.
Gingembre.	50 gr.
Cannelle.	50 gr.
Girofle.	50 gr.
Muscade.	50 gr.
Feuilles de dictame de Crète. .	50 gr.
Alcool à 80°.	3000 gr. (Codex)

En frictions stimulantes à la dose de 10 à 30 grammes.

Baume nerval (Soubeiran)

Moelle de bœuf.	350 gr.
Huile d'amandes douces	100 gr.
Huile épaisse de muscade . . .	450 gr.
Huile volatile de romarin. . . .	30 gr.
Huile volatile de girofle	15 gr.
Camphre pulvérisé.	15 gr.
Baume de Tolu	30 gr.
Alcool à 80°.	60 gr.

En frictions à la dose de 10 à 30 grammes.

Baume opodeldoch

Savon animal	30 gr.
Camphre	24 gr.
Ammoniaque.	10 gr.
Huile volatile de romarin. . . .	6 gr.
Huile de thym.	2 gr.
Alcool à 90°.	250 gr.

En frictions à la dose de 10 à 30 grammes.

Baume tranquille

Feuilles de belladone.		200 gr.
Feuilles de jusquiame		200 gr.
Morelle		200 gr.
Nicotiane		200 gr.
Pavot		200 gr.
Stramonium.		200 gr.
Huile essentielle	d'absinthe. . .	0 gr. 50
—	d'hysope. . . .	0 gr. 50
	de marjolaine.	0 gr. 50
—	de menthe. . .	0 gr. 50
—	de rue.	0 gr. 50
—	de sauge. . . .	0 gr. 50
—	de thym. . . .	0 gr. 50
—	de romarin. . .	0 gr. 50
Huile d'olives		5000 gr.

(Codex)

En frictions à la dose de 10 à 30 grammes.

∴

Belladone (*Atropa Belladona*, de la famille des Solanées). — Les racines, les feuilles, les fruits et les semences sont usités en thérapeutique. On emploie surtout dans la thérapeutique infantile la teinture alcoolique de belladone et l'atropine. — Antispasmodique.

L'activité des racines de belladone est en général plus grande à poids égal, que celle des feuilles de cette plante (SOUBEIRAN).

Il existe plusieurs extraits préparés au moyen des feuilles de belladone et dont la teneur en principe actif est variable. Quand le médecin ne spécifie pas dans son ordonnance l'extrait qu'il désire, le pharmacien délivre l'extrait officinal, c'est-à-dire l'extrait de suc dépuré.

L'extrait de suc non dépuré est deux fois et demie moins actif que l'extrait officinal.

L'extrait alcoolique est deux fois plus actif que l'extrait officinal.

Teinture alcoolique de belladone :

Feuilles sèches de belladone pulvérisées grossièrement	1 gr.
Alcool à 60°	5 gr.

Faire macérer pendant 10 jours; passer avec expression, filtrer.

De 0 à 15 mois . .	abstention.	
De 15 mois à 3 ans .	II à V ou X gouttes	*pro die.*
De 3 à 5 ans . . .	X à XX gouttes	—
De 5 à 10 ou 12 ans	XX à XL gouttes	—

Dans une potion de 90 grammes par cuillerées à café toutes les heures.

— LE GENDRE —

De 1 à 2 ans . . .	III à V gttes teint alcool. de bell.
De 3 à 5 ans . . .	V à XX gttes —
De 5 à 10 ans. . .	XX gouttes à 1 gr. —

— J. SIMON —

2 ans.	III, IV, V gouttes.
3 ans.	V à X gouttes, deux f. p. j.
4, 5, 6, 10 ans.	XX, XXX, XL gtes en 3, 4, 5 prises.

SIROP DE BELLADONE DU CODEX

Teinture de belladone.	75 gr.
Sirop de sucre.	925 gr.

5 gr., env. une cuill. à café = 0 gr. 37 de teint. de bellad.
= 0 gr. 012 d'ext. alcoolique.

1 à 2 cuillerées à café de sirop de belladone par jour dans une potion pour les enfants au-dessus de 2 ans (J. SIMON).

— LE GENDRE —

De 1 à 2 ans	abstention.
De 3 à 5 ans	5 à 10 gr. de sirop de bellad.
De 5 à 10 ans	10 à 20 gr. —

Racine de belladone :

Racine de belladone en poudre	0 gr. 15
Sucre en poudre	8 gr.

M. et diviser en 60 doses.

2 à 3 doses pour les enfants d'un an, à augmenter avec l'âge des sujets (GODELLE, BOUCHARDAT).

POUDRE DE WETZLER

Poudre de racine de belladone. . .	1 gr.
Sucre.	4 gr.

M. et D. en 80 prises.

Chaque prise contient 12 milligrammes de racine de belladone.

Une prise par jour au-dessus de deux ans.

Extrait de belladone :

— Le Gendre —

De 1 à 2 ans . . .	abstention.
De 3 à 5 ans . . .	0 gr. 01 à 0 gr. 05 *pro die.*
De 5 à 10 ans . . .	0 gr. 05 à 0 gr. 10 —

Usage externe. — Les collyres de belladone sont remplacés par les collyres à l'atropine. (Voir *Atropine.*)

Les autres préparations belladonées externes sont employées comme sédatives.

Pommade à la belladone :

Extrait de belladone.	4 gr.
Axonge balsamique	24 gr.

La belladone entre pour une bonne part dans la composition du baume tranquille (voir *Baumes*), de l'onguent populeum (voir *Onguents*) et d'un grand nombre d'emplâtres et de liniments.

Substances incompatibles : mélanges qui dégagent du chlore ou de l'iode ; opium.

Contrepoisons : eau iodurée, opium, thé, café.

∴

Benzanilide. — Poudre blanche, cristalline, inodore et d'une saveur presque nulle, insoluble dans l'eau, soluble dans l'alcool ; obtenue par l'action de l'acide benzoïque sur l'aniline. — Antithermique.

De 0 à 15 mois. . .	Abstention.
De 15 mois à 3 ans	0 gr. 10 à 0 gr. 20 *pro die.*
De 3 à 5 ans . . .	0 gr. 20 à 0 gr. 30 —
De 5 à 10 ou 12 ans	0 gr. 30 à 0 gr. 60 —

Dans une potion alcoolisée de 90 grammes, à administrer par cuillerées à café toutes les heures.

Kahn, de Strasbourg, a obtenu avec les doses suivantes un abaissement sensible de la température sans jamais observer de phénomènes secondaires fâcheux :

De 1 à 3 ans. . .	0 gr. 10 à 0 gr. 20.
De 4 à 8 ans . . .	0 gr. 20 à 0 gr. 40.
Au-dessus	jusqu'à 0 gr. 60.

⁂

Benzoate de soude. — Poudre blanche, cristalline, efflorescente à l'air, soluble dans l'eau. — Antiseptique, antifébrile.

De 0 à 15 mois. . . .	0 gr. 25	à 1 gr. *pro die.*
De 15 mois à 3 ans. .	1 gr.	à 2 gr.
De 3 à 5 ans.	2 gr.	à 3 gr.
De 5 à 10 ou 12 ans.	3 gr.	à 5 gr.

Dans une potion de 60 à 90 grammes, par cuillerées à café toutes les heures.

— Letzerich —

De 1 à 3 ans.	7 à 8 gr.	*pro die.*
De 3 à 7 ans.	8 à 10 gr.	—
A partir de 7 ans.	10 à 15 gr.	—

Letzerich n'a jamais observé d'accidents avec ces doses, même chez les nourrissons.

Potion de Letzerich

Benzoate de soude.	5 gr.
Sirop d'écorce d'oranges.	10 gr.
Eau de menthe	ää 40 gr.
Eau distillée.	ää 40 gr.

Une cuillerée à café d'heure en heure contre la coqueluche (TORDEUS).

Le Gendre donne autant de grammes de benzoate neutre de soude que l'enfant a d'années, jusqu'à dix ans.

Usage externe. — Le benzoate de soude a été préconisé en collutoire contre le muguet :

Benzoate de soude.	2 à 5 gr.
Glycérine	30 gr.

Substances incompatibles : chlorate de potasse, sirops acides.

* * *

Benzonaphtol ou benzoate de naphtol. — Poudre cristalline blanche, d'une saveur peu prononcée et d'une odeur aromatique très sensible, dépourvue de toute action irritante, à peu près insoluble dans l'eau, peu soluble dans l'alcool froid, soluble dans l'alcool bouillant et le chloroforme. On l'obtient par l'action à chaud du chlorure de benzoyle sur le naphtol β. — Antiseptique interne.

De 0 à 15 mois . .	0 gr. 05	à 0 gr. 25	*prodie.*
De 15 mois à 3 ans	0 gr. 25	à 1 gr.	—
De 3 à 5 ans . . .	1 gr.	à 2 gr.	—
De 5 à 10 ou 12 a.	2 gr.	à 4 gr.	—

En suspension dans une potion gommeuse de 90 grammes par cuillerées à café toutes les heures ou enfermé dans de petits cachets si l'âge le permet.

— Le Gendre —

De 1 à 2 ans . . .	0 gr. 50 à 1 gr.
De 3 à 5 ans . . .	1 gr. à 2 gr. 50
De 5 à 10 ans. . .	2 gr. 50 à 4 gr.

M. Fraudin en granulant le benzonaphtol en a rendu l'administration facile chez les enfants.

∴

Bétol ou salinaphtol. — Poudre cristalline, à peu près incolore et inodore obtenue par l'action du naphtol β sur l'acide salicylique ; insoluble dans l'eau, peu soluble dans l'alcool, soluble dans les huiles, l'éther et le chloroforme. Se dédouble dans l'intestin en acide salicylique et en naphtol. — Antiseptique et antipyrétique.

De 0 à 15 mois . .	0 gr. 05 à 0 gr. 25	*pro die*
De 15 mois à 3 ans	0 gr. 25 à 0 gr. 50	—
De 3 à 5 ans . . .	0 gr. 50 à 1 gr.	—
De 5 à 10 ou 12 ans	1 gr. à 1 gr. 50	—

En suspension dans une potion gommeuse de 90 grammes, par cuillerées à café toutes les heures ou en petits cachets si l'âge de l'enfant le permet.

— Le Gendre —

De 1 à 2 ans. . . .	0 gr. 25 à 0 gr. 50
De 3 à 5 ans . . .	0 gr. 50 à 1 gr.
De 5 à 10 ans. . .	1 gr. à 2 gr.

Cachets au bétol :

Salicylate de magnés. ou de bismuth	1 gr.
Bétol	Q. s.

Pour 10 *petits cachets.*

Un cachet toutes les heures.

∴

Bicarbonate de potasse (cristallisé en prismes rhomboïdaux, d'une saveur spéciale, alcaline, soluble dans l'eau à la proportion de 23 p. 100). — Diurétique.

De 0 à 15 mois . .	0 gr. 05 à 0 gr. 15	*pro die.*
De 15 mois à 3 ans	0 gr. 15 à 0 gr. 30	—
De 3 à 5 ans . . .	0 gr. 30 à 0 gr. 50	—
De 5 à 10 ou 12 ans	0 gr. 50 à 2 gr.	—

Dans une potion ou dans une tisane, à prendre en plusieurs fois dans la journée.

Le bicarbonate de potasse entre dans la composition de la potion de Rivière.

∴

Bicarbonate de soude (poudre blanche, cristallisée en prismes rectangulaires, d'une saveur faiblement alcaline, soluble dans l'eau à la proportion d'environ 10 p. 100). — Diurétique.

De 0 à 15 mois . .	0 gr. 05 à 0 gr. 20	*pro die.*
De 15 mois à 3 ans	0 gr. 20 à 0 gr. 40	—
De 3 à 5 ans . . .	0 gr. 40 à 1 gr.	—
De 5 à 10 ou 12 ans	1 à 5 gr.	—

Dans une potion, dans une tisane ou dans un peu de lait.

PASTILLES DE VICHY

Bicarbonate de soude.	30 gr.
Sucre blanc	1950 gr.
Mucilage de gomme adragante .	180 gr.

Chaque pastille pèse 1 gramme et contient 0 gr. 25 de bicarbonate de soude.

∴

Bismuth, sous-nitrate de bismuth (poudre blanche

inodore, sans saveur, insoluble dans l'eau). — Absorbant, antidiarrhéique.

De 0 à 15 mois. . . .	0 gr. 20 à 1 gr. *pro die.*	
De 15 mois à 3 ans .	1 à 3 gr.	—
De 3 à 5 ans.	3 à 4 gr.	—
De 5 à 10 ou 12 ans.	4 à 5 gr.	—

Dans une potion gommeuse par cuillerées à café toutes les demi-heures ou toutes les heures. Recommander d'agiter le flacon avant l'usage.

Usage externe. — Comme absorbant en applications sèches pur ou mélangé à de la poudre d'amidon ou de lycopode.

S'emploie encore en injection contre la vulvo-vaginite des petites filles à la dose de 5 grammes pour 100 d'eau ou de glycérine.

Substances incompatibles : kermès.

Le **Salicylate de bismuth**, sel blanc insoluble, peut servir aux mêmes usages externes. A l'intérieur c'est un excellent antiseptique intestinal et un antidiarrhéique.

— P. Le Gendre —

De 1 à 2 ans.	0 gr. 50 à 1 gr.
De 3 à 5 ans.	2 gr. à 3 gr.
De 5 à 10 ans.	3 gr. à 4 gr.

Dans une potion gommeuse ou en cachets si l'âge le permet.

On l'associe au naphtol contre la diarrhée de la fièvre typhoïde.

∴

Borate de soude, borax, biborate de soude. —

Ce sel cristallise sous deux formes, en prismes rhomboïdaux et en cristaux octaédriques. C'est le borax prismatique qui est employé en médecine. Soluble dans l'eau dans la proportion de 16. p. 100. — Antiseptique faible.

Collutoire boraté :

Borate de soude	5 gr.
Miel rosat	30 gr.

Gargarisme boraté :

Borate de soude	5 gr.
Infusion de feuilles de ronce . . .	250 gr.
Miel rosat.	30 gr.

Substances incompatibles : sels de magnésie, alun (Ch. Lautissier).

∴

Boricine. — Sel incolore, cristallisé en rosettes petites et courtes, résultant de la combinaison du biborate de soude et de l'acide borique, préparé par Meissonnier. Soluble dans l'eau à la température ordinaire dans la proportion de 16 p. 100; à la température du sang environ 30 p. 100 et à l'ébullition 70 p. 100. Soluble dans l'alcool et dans la glycérine. De réaction nettement neutre. Ni caustique, ni toxique, ni irritant.

Usage externe. — Douches oculaire, gargarismes, irrigations nasales, lavages des plaies, antisepsie buccale. Doses : 1 à 5 cuillerées à café par litre d'eau. S'emploie aussi directement en poudre.

∴

Bourboule (La). — Station thermale située dans les montagnes de l'Auvergne à 850 mètres au-dessus du niveau de la mer. — A la Bourboule les eaux ont 0 gr. 018 d'arséniate associés à 3 gr. 96 de chlorure et une température variant entre 32 et 52°, suivant la source. On trouve bien là les éléments d'une eau tonique pouvant relever les forces des anémiques, des scrofuleux et surtout de ceux qui portent en même temps les symptômes de la diathèse herpétique ou rhumatismale (J. Simon).

Indications : dans l'emphysème et l'asthme ; dans la bronchite chronique. — Aux enfants manifestement herpétiques M. J. Simon prescrit les eaux de la Bourboule. Enfin et surtout dans la scrofule.

Contre-indications : tous les états phlegmasiques et inflammatoires aigus, l'albuminurie, la dyspepsie.

∴

Brome (liquide d'un rouge brun, d'une odeur irritante, d'une saveur caustique, peu soluble dans l'eau, soluble dans l'alcool et l'éther). — Désinfectant, antiseptique.

Employé par Baginsky en inhalations dans la diphtérie.

— Baginsky —

Brome. . . . . . . } ãã gr. 30 à 0 gr. 50
Bromure de potass^m }
Eau distillée. . . . 150 à 200 gr.

Verser une demi-cuillerée à café de cette solution

sur une éponge et en faire respirer les vapeurs au malade toutes les vingt minutes.

Substances incompatibles : alcool, huile (Ch. LAUTISSIER).

∴

Bromoforme (liquide incolore, très dense, d'une odeur éthérée, peu soluble dans l'eau froide, soluble dans l'eau chaude, dans l'alcool et l'éther). — Antiseptique, narcotique, anesthésique.

— LOWENTHAL —

Au-dessous de 1 an	II à IV gouttes 3 f. p. jr
De 2 à 4 ans. . . .	III à IV gtes 3 à 4 f. p. jr
Jusqu'à 8 ans . . .	IV à V gtes 3 à 4 f. p. jr

Stepp l'a administré à la dose quotidienne de V à XX gouttes suivant l'âge contre la coqueluche sous la forme suivante :

Bromoforme.	X gouttes.
Alcool.	3 à 5 gr.
Sirop	10 gr.
Eau.	100 gr.

Par cuillerées à café à intervalles égaux.

Ne serait, d'après cet expérimentateur, nullement toxique. Nous ne saurions trop recommander la plus extrême prudence dans l'administration de ce médicament, car Nauwelaers rapporte un cas d'empoisonnement mortel chez un enfant de 15 mois avec la prescription suivante :

Alcool.	ãã 5 gr.
Bromoforme.	

deux gouttes, huit fois par jour.

∴

Bromure d'ammonium (sel blanc, cristallisable en prismes quadrilatères, très soluble dans l'eau). — Antispasmodique.

De 0 à 15 mois . .	0 gr. 10 à 0 gr. 50	*pro die.*
De 15 mois à 3 ans	0 gr. 50 à 1 gr.	—
De 3 à 5 ans. . . .	1 gr. à 1 gr. 50	—
De 5 à 10 ou 12 ans	1 gr. 50 à 3 gr.	—

Dans une potion de 90 grammes par cuillerées à café toutes les demi-heures ou toutes les heures.

∴

Bromure de camphre (sel cristallisé en longs prismes transparents, d'une odeur camphrée et térébenthinée, d'une saveur amère, insoluble dans l'eau, soluble dans l'alcool, l'éther, le chloroforme, les huiles). — Antispasmodique.

De 0 à 15 mois. . .	abstention.
De 15 mois à 3 ans.	0 gr. 15 à 0 gr. 30
De 3 à 5 ans. . . .	0 gr. 30 à 0 gr. 50
De 5 à 10 ou 12 ans	0 gr. 50 à 1 gr.

Dans une potion alcoolisée, par cuillerées à café toutes les heures.

∴

Bromure d'éthyle ou **éther bromhydrique** (liquide très volatil, incolore, d'une odeur douce éthérée, obtenu par la distillation d'un mélange d'alcool, de phosphore rouge et de brome). — Anesthésique général.

Le bromure d'éthyle anesthésique doit, pour être administré sans danger, remplir les conditions suivantes (LERMOYEZ) :

1° Avoir été préparé non pas par le procédé industriel qui donne un produit impur, mais en décomposant l'alcool de vin par l'acide sulfurique pur, en présence du bromure de potassium, et rectifié ensuite par distillation sur l'huile d'amandes douces ;

2° Avoir été conservé dans des tubes colorés, scellés à la lampe et mieux encore avoir été distillé dans les jours qui précèdent son emploi ;

3° Etre très volatil et versé sur la main s'évaporer complètement et rapidement, sans laisser de résidu ;

4° Etre incolore ;

5° Posséder une odeur douce, éthérée ; s'il a une odeur alliacée c'est qu'il renferme de l'hydrogène phosphoré, gaz toxique.

Action physiologique. — Le bromure d'éthyle agit d'abord sur le cerveau puis sur la moelle. Mais s'il agit sur le cerveau avec une rapidité en quelque sorte foudroyante, il ne paralyse que bien plus tard le centre médullaire. Il remplit donc surtout les conditions d'un excellent analgésique (LERMOYEZ). Le sujet peut encore faire des mouvements, avoir toutes les apparences de la sensibilité alors qu'il est déjà insensible (DASTRE). Il n'y a pas de période d'excitation ; par suite il n'expose pas à l'éventualité terrible du laryngo-réflexe ; avec lui jamais de syncope initiale comme avec le chloroforme (LERMOYEZ).

De plus c'est un vaso-dilatateur, il congestionne la tête et permet d'opérer le malade assis (LERMOYEZ).

Doses. — Au-dessous de 2 ans, abstention. De 2 ans à 12 ou 15 ans, donner de 5 à 10 grammes de bromure d'éthyle.

Technique (LERMOYEZ). — Employer un masque en nid de pigeon afin de mélanger les vapeurs de bromure d'éthyle à la plus petite quantité d'air possible. Faire d'abord sentir quelques gouttes au malade, puis au bout de 2 ou 3 secondes, lui administrer d'un seul coup toute la quantité d'anesthésique nécessaire pour l'endormir.

20 à 40 secondes suffisent pour obtenir le sommeil. En tout cas, sous peine d'accidents, il faut commencer à opérer une minute au plus après le début de l'éthylisation. A ce moment on enlève le masque et on ne le remet plus jusqu'à la fin de l'opération.

La face se congestionne dès la première inhalation ; *elle ne doit pas se cyanoser*. Rapidement arrive la phase de résolution musculaire; c'est la période où il faut opérer.

« Si on laisse par mégarde le masque quelques secondes de plus la *phase de contracture* arrive ; elle est gênante, car elle détermine un trismus énergique qui interdit aux instruments l'accès du pharynx ; elle peut être dangereuse si la glotte se ferme : l'asphyxie est le danger qui menace surtout les éthylisés. Quand, au cours d'une ablation de végétations adénoïdes, par exemple, on voit se produire la contraction des mâchoires, il n'y a qu'à attendre que le malade, se réveillant peu à peu, repasse par la phase de résolution ; mais le plus souvent alors, le réveil revient si vite qu'on n'a pas le temps d'opérer ; tout est à recommencer. »

Le réveil arrive ordinairement au bout d'une à deux minutes.

Contre-indications : l'éthylisation est contre-indiquée chez les sujets atteints d'affections graves du cœur et des poumons, ainsi que chez les rénaux.

Elle est inutile chez les enfants au-dessous de deux ans.

Elle ne doit pas être employée pour les opérations longues.

« L'action paralysante prédominante de cette substance doit nous faire préjuger que pour les opérations de longue durée, elle offrira des dangers supérieurs à ceux de l'éther et du chloroforme. » (DASTRE.)

∴

Bromure d'éthylène. — Liquide incolore, d'une odeur *sui generis* assez agréable, d'une saveur sucrée obtenu par l'action du gaz éthylène pur sur le brome, insoluble dans l'eau, soluble dans l'alcool. — Sédatif du système nerveux.

— DONATH —

Bromure d'éthylène . . . . 5 gr.
Huile d'olive. Q. s. p. f. une émulsion à 5 p. 100.

Abstention avant l'âge de 10 ans.

Aux enfants de 10 à 12 ans on peut administrer des doses de X à XX gouttes répétées 2 fois en 24 heures (DONATH). La dilution avec de l'eau sucrée ou avec du lait est indispensable, le bromure d'éthylène en émulsion huileuse à 5 p. 100 irritant fortement la muqueuse stomacale (DONATH, H. BOCQUILLON-LIMOUSIN).

∴

Bromure de potassium. — Sel cristallisé en prismes rectangulaires ou en cubes brillants, d'une saveur saline désagréable, insoluble dans l'alcool, très soluble dans l'eau. — Sédatif de l'appareil cardiovasculaire, nervin.

— J. SIMON —

De 0 à 3 mois . . .	0 gr. 05 à 0 gr. 10	*pro die.*
De 3 à 6 mois. . .	0 gr. 20.	—
De 6 mois à 2 ans	0 gr. 30 à 0 gr. 40	—
Au-dessus de 2 ans	1, 2, 3 gr.	—
Au-dessus de 3 à 4 a.	De 1 à 10 gr.	—

10 grammes constituent la dose maxima à laquelle arrive M. J. Simon chez un enfant de 12 ans.

— P. LE GENDRE —

De 1 à 2 ans.	0 gr. 25 à 1 gr.	*pro die.*
De 3 à 5 ans.	1 gr. à 2 gr.	—
De 5 à 10 ans	3 gr. à 4 gr.	—

Dans une potion aromatique de 90 grammes, par

cuillerées à café toutes les demi-heures ou toutes les heures.

℞	Bromure de potassium	Q. s.
	Essence d'oranges . .	X gouttes.
	Sirop d'éc. d'oranges amères	30 gr.
	Eau de tilleul.	Q. s. par 90 gr.

Quand le bromure de potassium doit être administré pendant longtemps il faut le donner pendant deux jours, puis cesser pendant deux jours pour recommencer ensuite.

Substances incompatibles : acides, iodures, chlorures, calomel, bichlorure de mercure, sels, graisse rance, chlorate de potasse.

⁂

Bromure de sodium. — Sel déliquescent, inodore, d'une saveur moins désagréable que le bromure de potassium, soluble dans une partie d'eau et dans cinq parties d'alcool. — Nervin, sédatif.

De 0 à 15 mois . .	0 gr. 10 à 0 gr. 50
De 15 mois à 3 ans	0 gr. 50 à 1 gr.
De 3 à 5 ans. . . .	1 gr. à 2 gr.
De 5 à 10 ou 12 ans	2 à 5 gr.

Dans une potion de 90 grammes, par cuillerées à café toutes les heures.

On peut réunir les trois bromures dans la même potion. Ex. :

Bromure d'ammonium . . .	ãã Q. s.
— de potassium . . .	
— de sodium	

Essence d'oranges. . . . X gouttes.
Sirop d'écorces d'oranges
amères . . . . 30 gr.
Eau distillée. . . . . . . Q. s. pour 125

La solution polybromurique d'Yvon est ainsi composée :

Bromure d'ammonium. . . . . . . 5 gr.
— de sodium. . . . . 10 gr.
— de potassium . . . . . . 20 gr.
Sirop . . . . 300 gr.

1 cuillerée à bouche = 1 gr. de médicaments.

C

Cacao. — La semence du cacaoyer, *Theobroma cacao*, Lin., contient une matière grasse, le beurre de cacao, du tanin et une matière cristalline, la théobromine, homologue de la caféine.

Le beurre de cacao est un corps solide d'un blanc jaunâtre, d'une odeur et d'une saveur agréables, formé d'oléine, de stéarine et de palmitine. Il est employé comme émollient externe et comme véhicule médicamenteux, suppositoires, etc.

Il entre dans la composition de la pâte pectorale de Tronchin :

CRÈME PECTORALE DE TRONCHIN

Beurre de cacao. . . . . . . }
Sirop de capillaire. . . . . . } ää 30.
Sirop de tolu . . . . }
Sucre. . . . . 15 gr.

Le cacao constitue par son mélange en proportions variables avec le sucre, le chocolat.

∴

Cachou. — Extrait de bois du l'*Areca catechu*, le cachou est un composé d'acide cachoutannique, de catéchine et de principes extractifs indeterminés. Il est soluble dans l'alcool et dans l'eau bouillante. — Astringent tonique.

De 0 à 15 mois	0 gr. 05 à 0 gr. 10	
De 15 m. à 3 a.	0 gr. 10 à 0 gr. 15	de [illegible] pro die.
De 3 à 5 ans.	0 gr. 15 à 0 gr. 20	
De 5 à 10 ou 12 a.	0 gr. 20 à 0 gr. 50	

Dans une potion alcoolisée par cuillerées à café toutes les heures ou mélangé à du sucre en poudre.

Le *sirop de cachou* contient 0 gr. 50 d'extrait de cachou par cuillerée à bouche. Il en est de même du *vin de cachou*. Les *pastilles de cachou* contiennent chacune 0 gr. 10 de cachou.

Substances incompatibles : alcaloïdes, tartre stibié, préparations ferrugineuses, alcalis, carbonates, albumine, gélatine, émulsions, lait.

Contrepoisons : albumine, lait.

∴

Caféine. — Principe actif du café, cristallisée en fines aiguilles prismatiques, incolores, inodores, d'une saveur légèrement amère, soluble dans 95 fois environ son poids d'eau froide, soluble en notable quantité dans l'alcool à 80°. — Tonique du cœur et diurétique.

De 0 à 15 mois. . .	0 gr. 05 à 0 gr. 15	*pro die.*
De 15 mois à 3 ans.	0 gr. 15 à 0 gr. 20	—
De 3 à 5 ans . . .	0 gr. 20 à 0 gr. 40	—
De 5 à 10 ou 12 ans	0 gr. 40 à 0 gr. 50	—

On emploie le citrate de caféine dans une potion de 120 grammes additionnée de sirop de rhum (D'Espine et Picot).

La caféine est surtout administrée en injection hypodermique :

Caféine.	} ââ 1 gr.
Benzoate de soude.	}
Eau distillée	Q. s. p. 10 c.c.

F. solution à chaud

Chaque seringue de Pravaz contient 0 gr. 10 de caféine.

— Cochinal —

℞ Caféine.	} ââ 1 gr. 60
Benzoate de soude . . .	}
Vanilline.	0 gr. 05
Sirop de tolu.	50 gr.
Rhum	10 gr.
Eau	60 gr.

F. s. a.

La caféine doit s'employer à dose assez élevée si l'on veut obtenir une action sur le cœur (Huchard et Leblond, Lépine et Giraud).

D'après les mêmes auteurs, il faudrait faire usage de la caféine même et non pas des sels de caféine.

La caféine n'a pas d'effets accumulatifs.

∴

Calomel à la vapeur ou protochlorure de mercure. — Poudre très fine, inodore, insipide, insoluble dans l'eau, les alcools. C'est, des trois sortes de protochlorure de mercure, la seule qui soit employée pour l'usage interne. C'est le calomel à la vapeur que le pharmacien doit délivrer lorsque l'ordonnance du médecin porte simplement le mot calomel sans spécifier. — A haute dose purgatif et vermifuge, à doses fractionnées altérant et antiseptique intestinal.

Comme purgatif :

De 0 à 6 mois	0 gr. 02 à 0 gr. 10	*pro die.*
De 6 à 15 mois. . . .	0 gr. 10 à 0 gr. 20	—
De 15 mois à 3 ans. .	0 gr. 20 à 0 gr. 30	—
De 3 à 5 ans.	0 gr. 30 à 0 gr. 40	—
De 5 à 10 ou 12 ans. .	0 gr. 40 à 0 gr. 50	—

En deux fois, à jeun, à une heure d'intervalle, dans un peu de lait ou mélangé à du sucre pulvérisé ou mieux dans une cuiller à café de miel.

Comme altérant ou antiseptique intestinal :

De 0 à 6 mois	0 gr. 01	3 fois	par jour.
De 6 à 15 mois. . . .	0 gr. 01	3 à 5 fois	—
De 15 mois à 3 ans. .	0 gr. 02	3 à 5 —	—
De 3 à 5 ans.	0 gr. 03	3 à 5 —	—
De 5 à 10 ou 12 ans. .	0 gr. 04	3 à 5 —	—

Dans un peu de lait ou de miel ou mélangé à un peu de sucre pulvérisé.

Bien recommander de ne faire prendre à l'enfant dans la journée où le calomel est administré, aucune substance contenant du sel, des acides, des amandes amères. Pour éviter toute méprise ou tout oubli prescrire le régime lacté exclusif.

Biscuits vermifuges au calomel :

Calomel préparé à la vapeur.	8 gr.
Pâte q. suffis pour. .	12 douzaines de biscuits.

Chaque biscuit contiendra 3 décigrammes de calomel.

Usage externe. — S'emploie mélangé à du sucre en poudre, en pulvérisations sur les taies de la cornée, en pommade contre l'eczéma :

Calomel.	0 gr. 15
Axonge benzoïnée.	15 gr.

Substances incompatibles : les acides, les chlorures, les alcalis et carbonates alcalins, les sulfates, les iodures solubles, toutes les substances pouvant contenir de l'acide cyanhydrique (eau de laurier-cerise, amandes amères, loochs, etc.), le kermès, les alcaloïdes, l'iodoforme à la lumière, le bromure de potassium, le chlorhydrate de pilocarpine, la magnésie.

Contrepoisons : eau albumineuse, fer réduit par l'hydrogène.

∴

Camomille (fleur romaine, *Anthelmis nobilis*, Lin.). — Employée par les Grecs comme fébrifuge, s'emploie encore comme carminatif. — Carminatif, tonique, fébrifuge.

Tisane de camomille :

Fleurs de camomille.	5 gr.
Eau bouillante	1000 gr.

Usage externe. — On emploie l'huile de camomille comme sédatif.

∴

Camphre. — Composé aromatique solide extrait d'un arbre du Japon, le *Cinnamomum camphora*. C'est une substance incolore, cristallisable, d'une saveur amère et aromatique. Soluble dans l'alcool, l'éther, le chloroforme, l'acide acétique concentré, les huiles grasses et volatiles. — Sédatif, antiseptique.

De 0 à 15 mois. . . .	0 gr. 005 à 0 gr. 01	*pro die.*
De 15 mois à 3 ans. .	0 gr. 01 à 0 gr. 05	—
De 3 à 5 ans.	0 gr. 05 à 0 gr. 10	—
De 5 à 10 ou 12 ans. .	0 gr. 10 à 0 gr. 15	—

Dans une potion avec un jaune d'œuf ou dans une potion alcoolisée. Le baume de tolu dissimule l'odeur du camphre. Par cuillerées à café toutes les demi-heures.

Substances incompatibles : salol, chloral hydraté, naphtol sous forme de paquets (Ch. Lautissier).

Usage externe : On emploie les diverses préparations suivantes :

Eau sédative

Alcool camphré.		10 gr.
Ammoniaque liquide. . . .	āā	60 gr.
Sel marin.		
Eau distillée.		1000 gr.

Alcool camphré

Camphre	100 gr.
Alcool à 90°.	900 gr.

Eau-de-vie camphrée

Camphre	100 gr.
Alcool à 60°	3900 gr.

Huile de camomille camphrée

Camphre.	10 gr.
Huile de camomille	90 gr.

Éther camphré (Trousseau)

Camphre.	30 gr.
Ether	60 gr.

(Contre l'érysipèle de l'enfant.)

Pommade camphrée du Codex

Camphre	30 gr.
Cire blanche.	10 gr.
Axonge	90 gr.

∴

Cannabis indica. — Plante de la famille des Ulmacées, croissant en Perse et dans l'Inde, dans la Haute Egypte et dans l'Asie Mineure. Les Arabes le désignent sous le nom de haschisch. On l'emploie surtout sous forme de teinture. — Sédatif.

Teinture de cannabis indica :

Cannabis indica	1 gr.
Alcool à 36°.	5 gr.

— Le Gendre —

De 0 à 15 mois	abstention.
De 15 mois à 3 ans. .	—
De 3 à 5 ans.	X à XV gouttes *pro die*.
De 5 à 10 ou 12 ans .	0 gr. 50 à 1 gr. —

Dans une potion de 90 grammes par cuillerées à café à intervalles réguliers.

∴

Cannelle. — On emploie l'écorce de la cannelle de Ceylan, *Cinnamomum Zeilanicum* qui vient de Ceylan et l'écorce de la cannelle de Chine, *Cinnamomum aromaticum* qui vient de Cochinchine, de Chine et des iles de la Sonde. — Stimulant.

Teinture de cannelle :

Cannelle de Ceylan.	1 gr.
Alcool à 80°.	5 gr.

Qu'on laisse macérer pendant 10 jours.

De 0 à 15 mois. . . .	0 gr. 50 à 5 gr.	*pro die.*
De 15 mois à 3 ans. .	5 à 15 gr.	—
De 3 à 5 ans.	15 à 20 gr.	—
De 5 à 10 ou 12 ans. .	20 à 30 gr.	—

Dans une potion gommeuse par cuillerées à café. La teinture de cannelle masque très bien le goût désagréable d'un grand nombre de médicaments.

Vin cordial des hôpitaux de Paris

Teinture de cannelle.	100 gr.
Vin rouge.	900 gr.

Potion cordiale des hôpitaux de Paris

Vin cordial	120 gr.
Sirop d'écorce d'oranges amères.	30 gr.

∴

Cantharides. — Coléoptères vésicants, *Cantharis*

vesicatoria, d'une odeur fétide, récoltés surtout en Valachie, en Ukraine, en Sicile, et contenant un principe actif, la cantharidine découverte en 1810 par Robiquet. C'est une substance cristallisée en prismes rhombiques, incolore, inodore, insoluble dans l'eau, peu soluble dans l'alcool froid, soluble dans les corps gras liquides et les huiles essentielles, soluble dans les solutions d'hydrates alcalins. — Toxique redoutable à l'intérieur. Son usage est restreint à la révulsion externe.

Emplâtre vésicatoire :

Résine élémi.	100 gr.
Huile d'olive	40 gr.
Onguent basilicum.	300 gr.
Cire jaune.	400 gr.
Cantharides en poudre fine. . .	420 gr.

Au moment de préparer l'écusson épispastique, le pharmacien étend une couche uniforme et mince de cet emplâtre sur du sparadrap de diachylon, dans les dimensions prescrites par l'ordonnance et le saupoudre de camphre, ou l'arrose d'éther saturé de camphre.

Pour éviter l'absorption cantharidienne, Bretonneau recommandait d'interposer entre le vésicatoire et la peau une feuille de papier brouillard trempée dans l'huile. (Voir *Vésicatoires*.)

Mouches de Milan du Codex

Poix blanche purifiée	50 gr.
Cire jaune.	50 gr.
Cantharides pulvérisées.	50 gr.

5

Térébenthine du mélèze.	10 gr.
Huile volatile de lavande	1 gr.
— de thym.	1 gr.

Contrepoisons : si la cantharide est absorbée par la voie gastrique, vomitif. Administrer ensuite des substances mucilagineuses, mais se garder de donner des substances huileuses.

Contre la néphrite et la cystite cantharidiennes : lait en grande quantité, bicarbonate de soude.

∴

Carabaña. — Eau minérale naturelle dont le principe actif est formé par le sulfate de soude. Elle contient en outre du sulfate de sodium et des chlorures de magnésium et de calcium. — Purgative.

On pourra l'administrer à la dose d'un petit verre à liqueur chez les enfants de 3 à 5 ans et d'un verre à madère chez les enfants de 5 à 12 ans.

∴

Carbonate d'ammoniaque ou sesquicarbonate d'ammoniaque. — C'est un corps solide incolore et cristallin d'une forte odeur ammoniacale, soluble dans l'eau. — Stimulant diffusible.

De 0 à 15 mois. . . .	0 gr. 05 à 0 gr. 10	*pro die.*
De 15 mois à 3 ans. .	0 gr. 10 à 0 gr. 20	—
De 3 à 5 ans	0 gr. 20 à 0 gr. 30	—
De 5 à 10 ou 12 ans. .	0 gr. 30 à 0 gr. 50	—

Chaux ou oxyde de calcium ou chaux vive, chaux caustique. — Obtenue par la calcination du marbre blanc. — Caustique.

Son emploi est limité à l'usage externe. Entre avec la potasse dans la composition de la pâte de Vienne.

Carbonate de chaux ou craie précipitée. — Insoluble dans l'eau ordinaire, soluble dans l'eau chargée d'acide carbonique. — Antiacide, absorbant.

De 0 à 15 mois. . . .	0 gr. 10 à 0 gr. 20	*pro die.*
De 15 mois à 3 ans . .	0 gr. 20 à 0 gr. 30	—
De 3 à 5 ans	0 gr. 30 à 0 gr. 50	—
De 5 à 10 ou 12 ans. .	0 gr. 50 à 1 gr.	—

En suspension dans un liquide gommeux ou en cachets si l'âge le permet.

Substances incompatibles : les acides.

Chaux éteinte, hydrate de chaux. — Poudre blanche, inodore, d'une saveur âcre, absorbant l'acide carbonique de l'air pour se transformer en carbonate de chaux. — Antiacide, astringent.

EAU DE CHAUX

Hydrate de chaux.	1 gr.
Eau	100 gr.

De 0 à 15 mois. . . .	5 à 15 gr.	*pro die.*
De 15 mois à 3 ans .	15 à 25 gr.	—
De 3 à 5 ans.	25 à 30 gr.	—
De 5 à 10 ou 12 ans. .	30 à 60 gr.	—

Dans du lait.

Sirop de chaux ou saccharate de chaux

Eau de chaux.	50 gr.
Sucre blanc.	100 gr.

Usage externe. — Comme désinfectant et sédatif.

Liniment calcaire

Eau de chaux.	90 gr.
Huile d'amandes douces.	10 gr.

Liniment oléo-calcaire

Huile d'olive	20 gr.
Glycéré de sucrate de chaux. . .	10 gr.
Eau	40 gr.

M.

Phosphate de chaux. (Voir *Phosphore.*)

∴

Chloral, hydrate de chloral. — Masses de cristaux rhomboïdaux incolores, d'une saveur très désagréable et caustique, extrêmement solubles dans l'eau. — 100 grammes d'eau à 15° en dissolvent environ 385 grammes. — Solubles dans l'alcool et l'éther. — Hypnotique, sédatif à l'intérieur. Antiseptique dans l'usage externe.

— J. Simon — d'Espine et Picot —

De 0 à 6 mois	0 gr. 05 à 0 gr. 20	*pro die.*
De 6 mois à 1 an.. . .	0 gr. 20 à 0 gr. 30	—
De 1 an..	0 gr. 50	—
A 1 an 1/2 à 2 ans . .	0 gr. 60	—
De 2 à 6 ans	0 gr. 60 à 1 gr.	—
De 6 à 12 ans.	1 à 2 gr.	—

De 0 à 15 mois. . . .	0 gr. 05 à 0 gr. 25 *pro die.*	
De 15 mois à 3 ans . .	0 gr. 25 à 0 gr. 50	—
De 3 à 5 ans.	0 gr. 50 à 1 gr.	—
De 5 à 10 ou 12 ans. .	1 à 2 gr.	—

Dans une potion gommeuse par cuillerées à café à intervalles réguliers.

Ou encore en pastilles. Les pastilles au chlorate de potasse du Codex sont de 1 gramme, contiennent chacune 0 gr. 10 de médicament.

Usage externe. — En gargarisme, en collutoire pour badigeonner les muqueuses bucco-pharyngées dans les stomatites.

GARGARISME AU CHLORATE DE POTASSE DU CODEX

Chlorate de potasse.	5 gr.
Sirop de mûres.	50 gr.
Eau distillée	150 gr.

COLLUTOIRE AU CHLORATE DE POTASSE DU CODEX

Chlorate de potasse.	5 gr.
Miel rosat	20 gr.

ou mieux :

Chlorate de potasse.	3 gr.
Glycérine.	30 gr.

Substances incompatibles : toutes les matières organiques : acide phénique, acide salicylique, salol, thymol, benzoate de soude, saccharine, sucre, amidon, soufre, charbon; de même les agents réducteurs comme les hypophosphites de chaux, les nitrates et les sels ferreux (CH. LAUTISSIER).

∴

Chlorate de soude. — Peut être utilisé aux mêmes

doses et dans les mêmes conditions que le chlorate de potasse. Certains médecins lui donnent la préférence sur le chlorate de potasse parce qu'il est plus soluble. Il se dissout en effet dans 3 fois son poids d'eau froide.

Substances incompatibles : les mêmes que pour le chlorate de potasse.

⁂

Chloroforme. — Liquide incolore, très dense, d'une odeur spéciale agréable, d'une saveur caustique et sucrée. Inflammable seulement sous l'action d'un bec de Bunsen. Très peu soluble dans l'eau, soluble en toutes proportions dans l'alcool et l'éther sulfurique. — Anesthésique en inhalation, antispasmodique à l'intérieur et révulsif dans les applications externes s'il est employé pur et sédatif s'il est mélangé à d'autres substances inertes.

Eau chloroformée saturée :

Chloroforme.	5 gr.
Eau distillée.	100 gr.

De 0 à 15 mois. .	1 à 3 gr. d'eau chlorof.	*pro die.*	
De 15 m. à 3 ans.	3 à 5 gr.	—	—
De 3 à 5 ans . . .	5 à 20 gr.	—	—
De 5 à 10 ou 12 ans	20 à 50 gr.	—	—

Dans une potion à prendre par cuillerées à bouche.

— WILDE —

Chloroforme	30 gr.
Ether.	60 gr.
Essence de térébenthine.	10 gr.

En inhalations dans la coqueluche.

Usage externe. — En frictions ou lotions.

LINIMENT CHLOROFORMÉ DU CODEX

Huiles d'amandes douces	90 gr.
Chloroforme	10 gr.

POMMADE AU CHLOROFORME DU CODEX

Chloroforme	20 gr.
Cire blanche	10 gr.
Axonge.	170 gr.

Chloroformisation. — Il n'existe aucune immunité chez les enfants pour le chloroforme. S'assurer de sa pureté par le procédé d'Yvon. Mettre une partie de ce chloroforme en contact avec une petite quantité de solution alcaline de permanganate de potasse de couleur rouge. Si le chloroforme contient des impuretés organiques, le sel est réduit et la solution passe au vert. S'il en contient beaucoup la réaction est instantanée, s'il en contient peu elle est plus lente à se faire, s'il n'en contient pas, la coloration rouge persiste.

Donner toujours le chloroforme à jeun, l'enfant toujours dans le décubitus dorsal et complètement déshabillé. Salle bien chauffée. Toujours devant une tierce personne (au point de vue médico-légal).

Méthode Rigaud, anglaise ou sidérante. (DE SAINT-GERMAIN). — Prendre une grosse compresse ou deux mouchoirs bien épais qu'on dispose en compresse longuette et verser du chloroforme sur l'extrémité inférieure. Quand la compresse est bien imbibée, la disposer en une sorte de godet dont on coiffe le nez et la bouche du malade en la ramenant sous le menton. Bien préserver les yeux du contact du chloroforme. Les aides maintiennent fortement les bras et les jambes de l'enfant. Le temps nécessaire pour obtenir l'anesthésie complète est de 4 minutes au maximum. « Dès les premières bouffées de chloroforme, nous envahissons presque simultanément le cerveau et le cervelet. Mais là nous nous arrêtons. C'est ce temps d'arrêt qu'il importe de bien saisir, et dont le chirurgien, les yeux fixés sur le malade, doit constamment guetter l'indication. Il n'y a aucun inconvénient à brusquer ce temps (période d'excitation). Réserver toute son attention, toute sa lenteur, toute sa temporisation pour le moment dangereux qu'il faut avoir le tact de bien saisir. Dans toute l'anesthésie, c'est la respiration qu'il faut surveiller avec une attention exclusive et soutenue. Tant que les inspirations et les expirations sont larges, le malade ne court aucun danger. Si elles sont suspendues ou ralenties, quel que soit le degré d'anesthésie obtenu et fût-ce dès les premières bouffées, mettez-vous immédiatement à l'œuvre : chatouillez, pincez, fustigez votre malade et ne reprenez l'administration du chloroforme que quand vous aurez vu le sujet respirer amplement et posément. » Le meilleur signe de l'anesthésie complète est le stertor; encore, l'abolition du réflexe palpébral et le myosis.

Eviter de déplacer les sujets anémiques pendant la chloroformisation.

Pour la technique voir notre *Formulaire spécial de thérapeutique infantile* [1], article *Tumeur blanche.*

Contre l'hypertrophie des amygdales, Fauvel conseille des attouchements avec un pinceau trempé dans la solution suivante :

Chlorure de zinc	1 gr.
Eau distillée	100 gr.

C'est le chlorure de zinc qui forme la partie active de la pâte de Canquoin :

PATE DE CANQUOIN

Chlorure de zinc solide . . .	ãã 50
Farine de blé.	

∴

Chocolat. — Mélange de pâte de cacao et de sucre en proportions à peu près égales. — C'est un aliment excellent. Souvent utilisé pour l'administration de certains agents médicamenteux.

Chocolat purgatif :

— PIERQUIN —

Racine de jalap en poudre. . . .	25 gr.
Calomel à la vapeur.	15 gr.
Chocolat de santé.	250 gr.

A diviser en tablettes de 6 décigrammes chacune ; 6 tablettes ou 4 grammes contiennent 3 décigrammes de jalap, 2 décigrammes de calomel.

[1] *Formulaire spécial de thérapeutique infantile*, in-18 raisin de 650 pages, à la Société d'éditions scientifiques, 4, rue Antoine-Dubois, Paris.

1 à 2 tablettes chez les enfants.

Chocolat purgatif :

— Desbrières —

Magnésie calcinée.	4 gr.
Scammonée d'Alep.	0 gr. 20
Chocolat	30 gr.

F. s. a. 1 *tablette.*

Chocolat à la magnésie :

— Dorvault —

Chocolat	44 gr.
Magnésie.	16 gr.

Chaque tablette de 30 grammes contient 8 grammes de magnésie.

Chocolat vermifuge :

Sulfure de mercure noir.	5 gr.
Pâte de chocolat.	100 gr.

Diviser en tablettes de 1 gramme.

Chocolat au fer :

Fer réduit par l'hydrogène . . .	1 gr.
Chocolat	19 kilog.

Pour 20,000 pastilles de 1 gramme.

Chaque pastille = 0 gr. 05 de fer réduit.

Chocolat à l'arrow-root :

Chocolat	100 gr.
Arrow-root.	3 gr.

⁂

Ciguë (*Conium maculatum*, Ombellifères). — Poison violent.

Sirop de codéine du Codex

Codéine.	0 gr. 20
Alcool à 90°.	5 gr.
Sirop de sucre	95 gr.

20 gr. de sirop de codéine = 0 gr. 01 de codéine.
5 gr. — = 0 gr. 01 —

De 0 à 15 mois. . . .	abstention.
De 15 mois à 3 ans . .	—
De 3 à 5 ans.	5 à 10 gr. sir. cod. *pro die*
De 5 à 10 ou 12 ans. .	10 à 20 gr. —

Dans une potion à prendre par cuillerées à café toutes les heures.

M. Berthé met moins de codéine, soit 25 milligr. pour 30 grammes (Bouchardat). Le sirop Berthé contient par cuillerée à café 3 milligr. et demi de codéine, la pâte de Berthé en contient par morceau 1/2 milligramme.

Contrepoisons : vomitif puis solution d'iodure de potassium iodurée, puis décoction de café.

∴

Colchique (*Colchicum autumnale*, plante de la famille des Colchicacées, vulgairement appelée *Safran dés prés, Tuechien*. On emploie les bulbes, les semences et les fleurs généralement sous forme de teinture et de vin contre la diathèse goutteuse). — Rarement utilisée dans la thérapeutique infantile.

∴

Cold-cream. — Pommade souvent utilisée dans les érythèmes légers. Sa composition est la suivante :

Huile d'amandes douces.	215 gr.
Blanc de baleine	60 gr.
Cire blanche	30 gr.
Eau de rose.	60 gr.
Teinture de benjoin.	15 gr.
Essence de rose.	0 gr. 30

On pourrait y incorporer facilement de l'oxyde de zinc, de l'acide borique ou du salol.

∴

Collodion. — Dissolution de fulmicoton dans un mélange d'alcool et d'éther sulfurique.

COLLODION ÉLASTIQUE

Collodion	12 gr.
Huile de ricin.	1 gr.

M.

On peut incorporer au collodion élastique un grand nombre de substances médicamenteuses, entre autres l'iodoforme.

Il est bon de se souvenir que l'application de simple collodion élastique sur la peau des enfants et des jeunes filles produit une révulsion assez intense pour que la trace, sous la forme d'une rougeur assez vive, persiste pendant des mois entiers (H. NOGUÉ).

Le collodion suivant peut être utilement employé

contre les verrues à condition d'être manié avec une grande prudence :

Bichlorure d'hydrargyre.	0 gr. 50 à 1 gr.
Collodion élastique. . . .	30 gr.

M.

On en applique sur la verrue une légère couche chaque soir à moins de réaction trop vive, pendant une huitaine de jours. Alors on gratte la partie traitée. Il n'est pas rare de voir tomber la verrue. En cas d'insuccès, recommencer (KAPOSI).

∴

Colombo (*Cocculus palmatus*, de la famille des Ménispermées, qui croit à Madagasçar et sur la côte orientale d'Afrique. La partie de la plante employée en thérapeutique est la racine, sous forme de poudre, de tisane, de vin ou d'extrait). — Amer tonique astringent.

De 0 à 15 mois. . .	abstention.		
De 15 mois à 3 ans .	0 gr. 25 à 0 gr. 50 de poudre *pro die*.		
De 3 à 5 ans. . . .	0 gr. 50 à 1 gr.	—	—
De 5 à 10 ou 12 ans. .	1 gr. à 1 gr. 50	—	—

En plusieurs prises dans la journée.

∴

Convallaria maïalis ou muguet. — Plante de la famille des Liliacées asparaginées ; contient deux

6

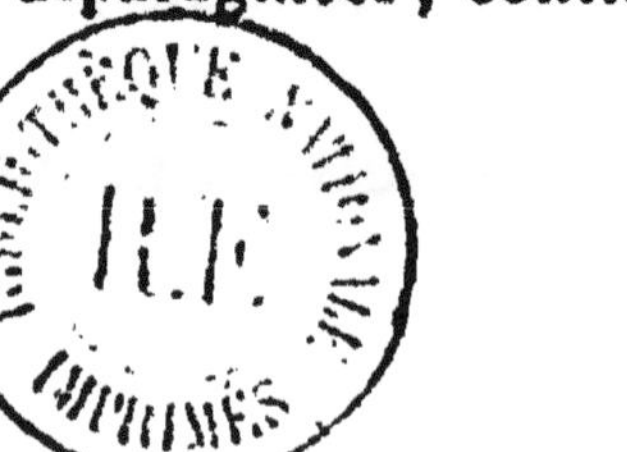

glucosides, la convallarine et la convallamarine. — Tonique du cœur, diurétique.

De 0 à 15 mois. . } De 15 mois à 3 ans. }	abstention.
De 3 à 5 ans. . . .	0 gr. 25 à 0 gr. 50 d'extrait de conv. maïal. *pro die*.
De 5 à 10 ou 12 ans. .	0 gr. 50 à 1 gr. d'extrait de conv. maïal. *pro die*.

Associé au sirop d'écorce d'oranges dans une potion de 90 grammes, à prendre par cuillerées à café toutes les demi-heures ou toutes les heures.

Sirop à l'extrait de convallaria maïalis :

— Dujardin-Beaumetz —

Extr. de fleurs et de feuil. de muguet.	7 gr.
Sirop d'écorce d'oranges	120 gr.
Sirop des cinq racines	120 gr.

2 à 4 cuillerées à café par jour chez les enfants de 12 ans.

∴

Coquelicot (*Papaver rhœas*, de la famille des Papavéracées). — Emollient, sudorifique.

Sirop de coquelicot :

Pétales secs de coquelicot.	100 gr.
Eau bouillante.	1500 gr.
Sucre	Q. s.

De 0 à 15 mois. . .	5 à 10 gr. de s. de coquelicot *pro die*.		
De 15 mois à 3 ans .	10 à 20 gr.	—	—
De 3 à 5 ans	20 à 30 gr.	—	—
De 5 à 10 ou 12 ans. .	30 à 60 gr.	—	—

∴

Vin de coca :

Coca.	10 gr.
Vin de Malaga	1 litre.

De 0 à 15 mois. .	1 à 5 gr. de vin de coca *pro die*		
De 15 m. à 3 ans.	5 à 10 gr.	—	—
De 3 à 5 ans . . .	10 à 20 gr.	—	—
De 5 à 10 ou 12 ans	20 à 40 gr.	—	—

Etendu d'eau à prendre en plusieurs fois.

∴

Cocaïne. — Alcaloïde découvert par Niemann dans les feuilles de l'*Erythroxylum coca.* — Cristallisé en prismes incolores, très peu soluble dans l'eau, soluble dans l'alcool et l'éther. — Anesthésique local. On emploie de préférence un des sels de la cocaïne dont le maniement est plus facile et qui possèdent les mêmes propriétés.

Chlorhydrate de cocaïne (le) se présente sous la forme de fines aiguilles blanches, solubles dans 3 parties d'eau et en toutes proportions dans l'alcool.

Réservé dans la thérapeutique infantile pour l'usage externe comme anesthésique local.

℞	Chlorhydrate de cocaïne	0 gr. 10
	Eau distillée.	10 gr.

2 à 5 gouttes en instillation dans l'œil.

Sirop de dentition :

— P. Vigier —

℞ Chlorhydrate de cocaïne. . . . . 0 gr. 10
Teinture de safran . . . . X gouttes.
Sirop simple . . . . 10 gr.

Pour frictionner les gencives.

Substances incompatibles : borate de soude qui forme avec la cocaïne un précipité insoluble pouvant être dissous par l'addition de glycérine (Ch. Lautissier). Nitrate d'argent, permanganate de potasse.

Contrepoisons : éther, chloroforme ; lotions froides.

∴

Cochléaria (*Cochlearia officinalis*, plante de la famille des Crucifères, dont le principe actif est une huile volatile sulfurée). — Stimulant, antiscorbutique.

Entre dans la composition du vin antiscorbutique, du sirop antiscorbutique ou sirop de raifort composé.

∴

Codéine. — Alcaloïde extrait de l'opium, homologue de la morphine. — 100 parties d'opium contiennent environ 0 gr. 6 de codéine. La codéine anhydre cristallise en octaèdres à base rectangulaire ; la codéine hydratée cristallise en prismes rhombiques. — Soluble en assez forte proportion dans l'eau à la température ordinaire, soluble dans l'alcool ainsi que dans l'éther sulfurique pur. — Hypnotique.

Teinture de ciguë

M. J. Simon débute par des doses faibles de IV à V gouttes; en espacer les prises et en augmenter progressivement le nombre tout en surveillant les effets. Ainsi avec surveillance, M. J. Simon a donné à un enfant de 2 ans jusqu'à XV gouttes et jusqu'à XXX et XL gouttes à un enfant de 4 à 5 ans.

Le bromhydrate de conicine peut, d'après M. Jules Simon, être donné à des enfants de 2 ans à 2 ans et demi, dès le premier jour à la dose de 1 milligramme. Cette dose peut être progressivement élevée à 10 milligrammes.

Les effets thérapeutiques de la ciguë n'étant pas établis avec assez de précision mieux vaut la bannir de la médecine infantile.

Usage externe. — Peut être employée comme fondant contre les engorgements ganglionnaires:

Extrait de suc de ciguë	1 gr.
Axonge fraiche.	30 gr.

Contre-poisons : Eau iodurée, puis thé, café.

La ciguë aquatique ou phellandrie est, d'après M. Jules Simon, un médicament inerte. Il a pu administrer à un enfant de 3 ans jusqu'à CC gouttes de teinture de phellandrie sans effet toxique ou thérapeutique.

∴

Citron (*Citrus limonium* de la famille des Aurantiacées). — Le suc du citron est un remède vulgaire contre les angines. (Voir *Acide citrique*.)

∴

Coaltar. — Goudron de houille. — Désinfectant pour l'usage externe.

La meilleure préparation est la suivante :

— Le Beuf —

Coaltar.	100 gr.
Teinture de saponine	2400 gr.

On fait digérer le mélange pendant 10 jours dans un récipient fermé dont on maintient la température entre 35 et 40° et que l'on a soin d'agiter souvent.

Une cuillerée à bouche environ dans 100 grammes d'eau.

A la suite des expériences nombreuses de Broca, l'usage de cette excellente préparation s'est généralisé sous le nom de coaltar saponiné Le Beuf.

∴

Coca. — On donne ce nom aux feuilles d'un arbre du Pérou et de la Bolivie, l'*Erythroxylum coca*, de la famille des Erythroxylées. — Les Indiens mâchent les feuilles de coca mêlées avec de la chaux pour résister aux grandes fatigues malgré l'insuffisance de l'alimentation. — Excitateur du système nerveux et des forces musculaires.

Coriandre (*Coriandrum sativum*, plante de la famille des Ombellifères). — Carminatif.

Teinture de coriandre :

Coriandre	1 gr.
Alcool à 80°	5 gr.

De 0 à 15 mois. . .	V à X gouttes de teinture *pro die.*		
De 15 mois à 3 ans .	X à XX	—	—
De 3 à 5 ans	XX à XXX	—	—
De 5 à 10 ou 12 ans. .	XXX à XL	—	—

Dans une potion. On peut aussi employer la poudre de coriandre en infusion (1 gramme de poudre pour 200 grammes d'eau).

∴

Coryl ou chloryle. — Mélange de chlorure de méthyle et de chlorure d'éthyle, liquide inflammable, maintenu liquide sous une pression qui est au moins de 3 atmosphères à la température normale des appartements ; les proportions exactes de ce mélange sont tenues secrètes par les fabricants : ce liquide possède une odeur rappelant celle de ses deux composants ; ces deux corps sont alliés ensemble de telle sorte que le coryl bout à une température variable, mais assez voisine de 0° qui est le point d'ébullition donné par les inventeurs (Dr SAUVEZ).

Ne pas oublier que l'inflammabilité de ce corps en contre-indique l'emploi quand il est nécessaire d'avoir recours au thermo ou au galvanocautère

∴

Cousso ou Kousso. — On donne ce nom à la fleur d'une plante qui croit en Abyssinie, la *Brayera anthelmintica*, de la famille des Rosacées. — Tænifuge.

De 0 à 15 mois	abstention.
De 15 mois à 3 ans	
De 3 à 5 ans	
De 5 à 10 ou 12 ans.	5 à 10 gr.

En macération de quelques heures dans 90 à 125 grammes d'eau sucrée et aromatisée avec du rhum et du sirop d'écorce d'oranges amères. A faire prendre en une fois. Administrer immédiatement après une infusion de thé.

∴

Crème de tartre ou bitartrate de potasse. — Sel blanc, inodore, d'une saveur acidulée, soluble dans 250 parties d'eau froide, dans 15 parties d'eau bouillante, insoluble dans l'alcool. — Purgatif doux.

De 0 à 15 mois	1 à 2 gr.
De 15 mois à 3 ans.	2 à 5 gr.
De 3 à 5 ans.	5 à 10 gr.
De 5 à 10 ou 12 ans	10 à 15 gr.

Dans du miel ou dans du lait chaud.

∴

Créosal. — Combinaison du tanin et de la créosote préparée par H. Dubois, expérimentée cliniquement par le Dr H. Balland. C'est une poudre

Donner le chloroforme à faibles doses et très prudemment chez les sujets cyanosiques ou catarrheux.

Contre-indication du chloroforme. — Lésions pulmonaires graves et étendues. Anémie grave, aiguë, consécutive aux hémorragies. Faiblesse très marquée. Affections cardiaques.

Syncope. — Immédiatement un aide monte sur le lit et tient l'enfant verticalement suspendu par les deux jambes : pendant ce temps faire la respiration artificielle. Inhalations d'oxygène si c'est possible. Persévérer.

∴

Chlorure d'éthyle ou éther chlorhydrique. — Liquide incolore, d'une odeur aromatique. Point d'ébullition + 11°. Peu soluble dans l'eau, très soluble dans l'alcool. — Anesthésique local.

S'emploie sous forme d'ampoules de verre dont l'extrémité brisée au moment de l'emploi, permet l'évaporation du liquide sous la chaleur de la main. La réfrigération de la partie pulvérisée survient très rapidement et par suite l'anesthésie.

En même temps que les ampoules de chloréthyle, le Dr Bengué préconise comme ayant une action anesthésique plus intense, un mélange, en proportions définies de chlorure d'éthyle et de méthyle, auquel il donne le nom d'anestile.

L'inflammabilité de ses vapeurs contre-indique

son emploi quand on doit faire usage du thermo ou du galvanocautère.

∴

Chlorure de méthyle ou éther méthylchlorhydrique. — Gaz incolore, d'une odeur spéciale éthérée. — Anesthésique local, révulsif.

Le chlorure de méthyle est maintenu à l'état liquide sous une pression de 6 atmosphères dans un siphon à parois épaisses. Projeté en jet violent sur la peau il produit une réfrigération violente et presque instantanée. Les tissus blanchissent immédiatement et durcissent à une assez grande profondeur.

L'anesthésie est parfaite mais la violence même et l'intensité de la réfrigération exposent à la mortification consécutive.

Le Dr Bailly pulvérise au préalable le chlorure de méthyle sur des tampons spéciaux qu'il applique ensuite sur la région à anesthésier. C'est le procédé connu sous le nom de stypage.

∴

Chlorure de zinc. — Sel incolore, très soluble dans l'eau. — Caustique.

C'est le chlorure de zinc qui est préconisé en injections périarticulaires dans la méthode sclérogène de Lannelongue :

Chlorure de zinc	1 gr.
Eau distillée	10 gr.

amorphe, marron foncé, très hygroscopique, complètement soluble dans l'eau, l'alcool, la glycérine, l'acétone, insoluble dans l'éther pur et dans les solutions aqueuses des acides gras, de réaction neutre à l'état pur, sans action caustique. Il contient environ 60 p. 100 de créosote et 40 p. 100 de tanin. — Contre la tuberculose, les bronchites aiguës, broncho-pneumonies.

SOLUTION TITRÉE AU 1/15 (BALLAND)

Créosal soluble	20 gr.
Eau distillée.	300 gr.

F. s. a. une solution limpide et sans dépôt.

POUDRE TITRÉE DE CRÉOSAL AU 1/15 (BALLAND)

Créosal pulvérisé.	20 gr.
Sucre pulvérisé	300 gr.

F. s. a. un mélange intime.

Chacune de ces préparations contient :

	Créosal	Tanin		Créosote
Par cuill. à bouche	= 1 gr.	= 0 gr. 40	+	0 gr. 60
Par cuill. à dessert	= 0 gr. 50	= 0 gr. 20	+	0 gr. 30
Par cuill. à café	= 0 gr. 25	= 0 gr. 10	+	0 gr. 15

On donnera chez les enfants une cuillerée à café de la solution ou de la poudre titrée par année d'âge.

De 0 à 15 mois. . . .	1 cuill. à café	*pro die.*
De 15 mois à 3 ans. .	1 à 3 cuill. à café	—
De 3 à 5 ans.	3 à 5 cuill. à café	—
De 5 à 10 ou 12 ans. .	1 à 3 cuill. à bouche	—

Dans un ou deux verres d'eau édulcorée avec du sirop de tolu, de fleurs d'oranger, d'écorce d'oranges amères à faire prendre en plusieurs fois.

Chez les jeunes enfants, faire boire ou teter immédiatement après. On surveillera avec soin s'il se produit de la diarrhée, auquel cas on cesserait l'usage de la préparation ou bien s'il était urgent de la continuer on la diluerait le plus possible (BALLAND).

Substances incompatibles : la solution aqueuse de créosal est précipitée par les acides minéraux, le sel marin, l'acétate de potasse, les sels de chaux et presque tous les sels minéraux, les alcaloïdes et les solutions amidonnées et protéiques.

Contrepoisons : d'abord vomitifs, puis eau, ou vin, ou bière, ou huile en très grande quantité.

∴

Créosote. — Liquide de consistance très fluide, à odeur pénétrante, incolore, peu soluble dans l'eau mais soluble dans l'alcool et en toutes proportions dans l'huile; obtenu par la distillation du bois. On ne doit employer en thérapeutique que la créosote rectifiée obtenue par la redistillation de la créosote du commerce entre 200 et 210°. Cette créosote doit être neutre et contenir 18 à 20 p. 100 de gaïacol. Elle doit être débarrassée des bases pyridiques par des lavages à l'eau acidulée. Elle doit être débarrassée des corps à fonction phénolique par la distillation dans un appareil muni d'une colonne de rectification. Elle doit être enfin complètement séparée de l'acide phénique qu'elle pourrait contenir, en mettant à profit les différences de solubilité de la créosote et de l'acide phénique dans l'eau glycérinée ; si l'on additionne de glycérine une créosote phéniquée et qu'ensuite on ajoute de l'eau, la créosote se sépare tandis que l'acide phénique reste en dissolution. Il suffit alors de séparer les deux couches et de redistiller la créosote pour avoir enfin un produit qui peut être administré sans crainte d'accident (BURLUREAUX). — Antibacillaire, antiseptique.

De 0 à 15 mois . . .	0 gr. 05 à 0 gr. 15	*pro die.*
De 15 mois à 3 ans.	0 gr. 15 à 0 gr. 50	—
De 3 à 5 ans	0 gr. 50 à 1 gr.	—
De 5 à 10 ou 12 ans. .	1 gr. à 2 gr.	—

Dans une potion ou en capsules, à prendre après ou pendant le repas.

Usage externe. — Peut être employée comme antiseptique dans les angines.

Substances incompatibles : eau albumineuse et substances qui contiennent de l'albumine.

∴

Créosotal ou carbonate de créosote. — Liquide visqueux, neutre, d'une couleur ambrée, d'une saveur huileuse, insoluble dans l'eau, la glycérine et l'alcool faible, soluble dans l'éther, le chloroforme et l'alcool à 95° ; obtenu par l'action du gaz chloroxycarbonique sur la créosote iodée. Contient

90 p. 100 de créosote. N'a pas l'action caustique de la créosote. — Antibacillaire.

De 0 à 15 mois . .	0 gr. 10 à 0 gr. 25 *pro die.*	
De 15 mois à 3 ans. .	0 gr. 25 à 1 gr.	—
De 3 à 5 ans. . . .	1 gr. à 2 gr.	—
De 5 à 10 ou 12 ans. .	2 gr. à 4 gr.	—

En suspension dans une potion gommeuse.

∴

Crésalol ou salicylate de crésol, paracrésalol. — Corps cristallin très difficilement soluble dans l'alcool, insoluble dans l'eau, insipide, d'une odeur assez agréable. — Antiseptique intestinal.

De 0 à 15 mois . . .	abstention.	
De 15 mois à 3 ans .	0 gr. 05 à 0 gr. 25 *pro die.*	
De 3 à 5 ans. . . .	0 gr. 25 à 1 gr.	—
De 5 à 10 ou 12 ans. .	1 gr. à 2 gr.	—

En suspension dans une potion gommeuse ou en cachets si l'âge le permet.

∴

Crésyl-Jeyes. — Composé complexe contenant de la créosote, de l'acide crésylique, de la naphtaline ; miscible à l'eau en toutes proportions. — Antiseptique non toxique découvert et préparé par M. Jeyes.

Usage externe. — En lotions dans la proportion de 5 p. 100 d'eau, en pommade également.

∴

Cubèbe. — Le poivre de cubèbe est le fruit du

Dans une solution étendue, gommeuse et aromatisée à cause de son action locale irritante et caustique sur les muqueuses et de son goût désagréable.

℞	Hydrate de chloral	Q. s.
	Sirop d'écorce d'oranges amères .	50 gr.
	Eau de tilleul, quant. suffi. pour.	125 gr.

F. s. a.

Par cuillerées à café à intervalles plus ou moins grands.

Le sirop de chloral contient par cuillerée à bouche 1 gramme d'hydrate de chloral; par cuillerée à café 0 gr. 25.

Joffroy l'emploie ainsi dans la chorée : préparer une solution aqueuse concentrée d'hydrate de chloral pur, la mélanger à de la gelée de groseille, de façon qu'une cuillerée à bouche de gelée (20 grammes) contienne 1 gramme de chloral.

Au-dessus de 10 ans, 4 grammes de chloral en 3 prises après le repas : 1 gramme vers 7 heures du matin, 1 gramme à midi, 2 grammes à 6 heures du soir.

De 6 à 7 ans, donner 2/3 à 1/2 de la dose précédente.

Donner le chloral pendant 1 mois au plus sans interruption.

Lavement au chloral :

℞	Hydrate de chloral	Q. s.
	Jaune d'œuf.	n° 1.
	Eau de tilleul, q. s. pour.	125 gr.

Pour 1 lavement.

Usage externe. — En lotions contre le prurit et en badigeonnages contre la stomatite ulcéro-membraneuse et contre la diphtérie.

Lotion contre le prurigo :

— D'Espine et Picot —

℞	Glycérine neutre	100 gr.
	Chloral.	1 à 2 gr.

Mixture contre la diphtérie :

— Korn —

Glycérine.	5 gr.
Chloral.	1 gr.

Pour badigeonner les fausses membranes toutes les 2 heures.

Substances incompatibles : antipyrine sous forme de paquets, alcalis et carbonates alcalins, hypnone (Ch. Lautissier).

⁂

Chlorate de potasse. — Sel cristallisé en prismes rhomboïdaux, d'un blanc brillant, inodore, d'une saveur fraiche et piquante, soluble dans environ 16 parties d'eau froide, 3 parties d'eau bouillante et 130 parties d'alcool. Ne pas oublier que ce sel associé à un certain nombre de substances, soufre, charbon, etc., forme un mélange détonant qui peut faire explosion sous l'influence du choc ou même de la simple trituration. — A l'intérieur, médicament altérant; à l'extérieur, modificateur des muqueuses bucco-pharyngées.

Cubeba officinalis, de la famille des Pipéracées. L'huile volatile de cubèbe ou essence de cubèbe est un liquide incolore, très fluide. On emploie aussi l'extrait oléo-résineux de cubèbe. — Balsamique.

De 0 à 15 mois. . .	abstention.	
De 15 mois à 3 ans.	0 gr. 15 à 0 gr. 50	d'ext. oléo-résin.
De 3 à 5 ans. . . .	0 gr. 50 à 1 gr.	—
De 5 à 10 ou 12 ans. .	1 gr. à 2 gr.	—

Se prend dans du pain azyme, dans des capsules ou en pilules.

∴

Cuivre (sulfate de). — Cristaux bleus, d'une saveur styptique, solubles dans l'eau. — A l'intérieur émétique, à l'extérieur cathérétique.

On a administré aux enfants du deuxième âge le sulfate de cuivre dans le croup à la dose de 1 à 2 centigrammes toutes les 10 minutes en surveillant l'effet produit.

On peut l'administrer encore comme purgatif de la façon suivante :

℞ Sulfate de cuivre. . .	0 gr. 25 à 0 gr. 30
Julep.	60 gr.

M. s. a.

Par cuillerées à bouche chez les enfants au-dessus de 6 ans.

Usage externe. — Ce sel est utilisé pour la désinfection dans les maladies contagieuses. On emploie une solution faible (12 grammes par litre d'eau) pour la désinfection des mains, et une solution forte

(50 grammes par litre) pour la désinfection des linges souillés.

Collyre au sulfate de cuivre :

Sulfate de cuivre.	0 gr. 05 à 0 gr. 10
Eau	150 gr.

Les cristaux de sulfate de cuivre sont taillés en pointe aiguë pour être utilisés en thérapeutique oculaire. On emploie aussi les cylindres de sulfate de cuivre mitigé qu'on obtient en coulant dans une lingotière le mélange suivant :

Sulfate de cuivre.	ââ p. é.
Alun.	
Nitrate de potasse.	

Substances incompatibles : sels de plomb.

Contrepoisons : sulfure de fer hydraté dans une grande quantité d'eau, eau albumineuse.

∴

Cyaniques, produits cyaniques. — Existent sous forme d'acide cyanhydrique dans l'eau distillée d'amandes amères et dans l'eau distillée de laurier-cerise (voir ces mots).

Incompatibilités : sels de fer, de cuivre et de mercure.

Contrepoisons : inhalations de chlore liquide, inhalations d'ammoniaque. Administration d'un mélange d'hydrate de protoxyde et d'hydrate de peroyxde de fer.

Poudre de castoreum :

De 0 à 15 mois	0 gr. 01 à 0 gr. 05
De 15 mois à 3 ans .	0 gr. 05 à 0 gr. 10
De 3 à 5 ans	0 gr. 10 à 0 gr. 20
De 5 à 10 ou 12 ans .	0 gr. 20 à 0 gr. 30

Dans une potion gommeuse ou en cachets si l'âge de l'enfant le permet. A doses fractionnées administrées à intervalles réguliers.

Teinture de castoreum :

De 0 à 15 mois. . . .	II à X gouttes	*pro die.*
De 15 mois à 3 ans . .	X à XV —	—
De 3 à 5 ans.	XV à XX —	—
De 5 à 10 ou 12 ans. .	XX à XXX gouttes	—

Dans une potion gommeuse de 90 grammes, par cuillerées à café toutes les demi-heures ou toutes les heures.

∴

Cévadille. (Voir *Vératrine.*)

∴

Charbon végétal. — Extrait du bois de peuplier. — Absorbant, désinfectant.

Poudre de charbon végétal :

De 0 à 15 mois. . . .	0 gr. 25 à 1 gr.	*pro die.*
De 15 mois à 3 ans . .	1 à 2 gr.	—
De 3 à 5 ans.	2 à 3 gr.	—
De 5 à 10 ou 12 ans. .	3 à 5 gr.	—

En suspension dans un liquide ou plutôt en petits cachets si l'âge de l'enfant le permet.

Sous la forme granulée, associé au naphtol;

comme le prépare M. Fraudin, on pourra facilement le faire accepter.

TABLETTES DE CHARBON DU CODEX

Charbon finement pulvérisé . . .	10 gr.
Sucre blanc.	30 gr.
Mucilage de gomme adragante. .	4 gr.

Pour 40 tablettes. Chaque tablette contiendra donc 0 gr. 25 de charbon.

S'administre encore en suspension dans un liquide par la voie rectale.

Usage externe.— Peut être utilement employé pour le pansement des plaies fétides, surtout mélangé à de l'iodoforme. Il s'emploie aussi comme dentifrice.

Poudre dentifrice au charbon :

Charbon de bois léger.	500 gr.
Poudre de quinquina gris. . . .	100 gr.
Essence de menthe poivrée . . .	1 gr.

Substances incompatibles : chlorate de potasse (dangers d'explosion).

⁂

Chaulmoogra ou **Chaulmugra**. — L'huile de Chaulmoogra est extraite des semences du *Gynocardia odorata*, de la famille des Bixacées, croissant dans l'Inde. — Elle est employée dans les îles Maurice et de la Réunion en badigeonnages contre les manifestations cutanées de la lèpre. Vidal recommande la pommade suivante :

Huile de Chaulmoogra	2 gr.
Vaseline.	5 gr.
Paraffine.	1 gr.

⁂

Dans une potion de 45 à 90 grammes, par cuillerées à café toutes les demi-heures ou toutes les heures.

Substances incompatibles : acides, sels acides, alun.

On l'emploie souvent en inspiration dans les syncopes.

Sel volatil anglais :

Sesquicarbonate d'ammoniaque transparent cassé en fragments. . . . . . . Q. s.

On enferme le sel dans un flacon et on ajoute quelques gouttes d'une huile volatile douée d'odeur agréable (SOUBEIRAN).

∴

Carbonate de plomb ou céruse. — C'est un sel qui se présente sous la forme d'une poudre blanche, inodore, insipide, insoluble dans l'eau. Il est parfois utilisé comme siccatif sous forme d'emplâtre.

Doit être employé avec la plus grande prudence.

Pour les contrepoisons, voir *Acétate de plomb.*

∴

Carbonate de potasse ou sous-carbonate de potasse. — Sel incolore, déliquescent et très soluble dans l'eau, d'une saveur urineuse, non caustique. — Alcalin.

On l'utilise pour les bains alcalins.

∴

Cascara sagrada. — Plante de la famille des Rhamnacées, *Rhamnus purshiana*, croissant en Californie. — Laxatif.

Poudre de cascara sagrada :

De 0 à 15 mois. . . .	abstention.
De 15 mois à 3 ans . .	0 gr. 05 à 0 gr. 10 *pro die.*
De 3 à 5 ans	0 gr. 10 à 0 gr. 20 —
De 5 à 10 ou 12 ans. .	0 gr. 20 à 0 gr. 50 —

En suspension dans une potion gommeuse, ou en cachets si l'âge de l'enfant le permet.

∴

Cascarine. — Substance définie extraite de la *Cascara sagrada* et isolée par M. Leprince, se présentant sous forme d'aiguilles prismatiques, d'un jaune orangé, inodore, insipide, insoluble dans l'eau, soluble dans l'alcool absolu, l'alcool éthéré, les solutions alcalines. — Laxatif.

De 3 à 5 ans	0 gr. 01 à 0 gr. 03
De 5 à 10 ou 12 ans.	0 gr. 03 à 0 gr. 05

Sous forme de pilules, le soir au moment du coucher.

∴

Castoreum. — C'est une matière brun jaunâtre, d'une odeur forte, particulière, d'une saveur âcre, retirée d'un organe sécréteur du Castor Fiber, de l'ordre des Rongeurs. — Antispasmodique.

Se prescrit en poudre ou sous forme de teinture au 1/5.

D

Datura stramonium, stramoine. — Plante de la famille des Solanées. — Antispasmodique, narcotique.

Remplit sensiblement les mêmes indications thérapeutiques que la belladone.

Teinture alcoolique de stramonium :

Feuilles sèches de stramonium pulv. grossièrem.	1 gr.
Alcool à 80°	5 gr.

Faire macérer pendant 10 jours; passer avec expression, filtrer.

De 0 à 15 mois. . .	abstention.	
De 15 mois à 3 ans.	II à X gouttes de teinture	*pro die.*
De 3 à 5 ans. . . .	X à XX —	—
De 5 à 10 ou 12 ans .	XX à XL —	—

Dans une potion de 90 grammes, par cuillerées à café toutes les heures.

Sirop de stramonium du Codex

Teinture de stramonium	75 gr.
Sirop de sucre	925 gr.

5 grammes, environ une cuillère à café = 0 gr. 37 de teinture de stramonium; 0 gr. 012 d'extrait alcoolique.

1 à 2 cuillerées à café par jour de sirop de stramonium dans une potion pour les enfants au-dessus de 2 ans (rarement usité).

Usage externe. — Entre dans la composition du baume tranquille.

Pommade au stramonium :

Extrait de stramonium	4 gr.
Axonge balsamique.	24 gr.

Substances incompatibles : mélanges qui dégagent du chlore ou de l'iode.

Contrepoisons : eau iodurée, thé, café.

∴

Daturine. — Alcaloïde trouvé par Brandes, Geiger et Hesse dans les feuilles et les semences du *Datura stramonium;* cristallisé en aiguilles prismatiques incolores, inodores, peu solubles dans l'eau ; solubles dans l'alcool.

Il résulte des recherches de Planta, Gerhart et Wurtz que sous le rapport des réactions chimiques, aussi bien que des propriétés physiologiques, la daturine et l'atropine semblent n'être qu'un seul et même corps.

∴

Delphine. — Alcali végétal découvert par Lasaigne et Feneulle dans les semences de staphisaigre (*Delphinium staphisagria*).

∴

Dermatol ou sous-gallate de bismuth. — Poudre

jaune, inodore, insoluble dans l'eau, l'alcool, l'éther, les huiles : obtenue par l'action d'une solution de nitrate de bismuth dans l'acide acétique sur une solution d'acide gallique. — Antiseptique astringent, a été employé comme succédané de l'iodoforme.

∴

Digitale (*Digitalis purpurea*, plante de la famille des Scrofularinées). — Régulateur, tonique du cœur, secondairement diurétique.

Poudre de feuilles de digitale. — Elle est préparée au moyen de feuilles choisies au moment convenable, mondées avec soin et bien séchées. Elle doit être conservée à l'abri de la lumière dans des flacons verts et bien bouchés. Elle doit avoir au moment de l'usage conservé sa coloration verte et l'odeur de la plante. S'emploie en infusion ou en macération, rarement en nature ou en pilules.

Infusion de poudre de feuilles de digitale :

Poudre de feuilles de digitale. .	Q. s.
Eau bouillante.	120 gr.

Faire infuser 1/4 d'heure, passer et édulcorer avec du sirop de framboises.

Macération de poudre de feuilles de digitale :

Poudre de feuilles de digitale. .	Q. s.
Eau froide	120 gr.

Faire macérer pendant 12 heures; passer et édulcorer avec du sirop de framboises ou d'écorces d'oranges.

— Le Gendre —

De 0 à 15 mois. . .	0 gr. 01 à 0 gr. 05 de poud. de digit. *pro die.*
De 15 mois à 3 ans. .	0 gr. 05 à 0 gr. 10 de poud. de digit. *pro die.*
De 3 à 5 ans. . . .	0 gr. 10 à 0 gr. 20 de poud. de digit. *pro die.*
De 5 à 10 ou 12 ans. .	0 gr. 20 à 0 gr. 30 de poud. de digit. *pro die.*

(Infusion ou macération) à prendre en plusieurs fois dans la journée.

M. Comby indique comme dose 1 centigramme de poudre en nature par année d'âge et environ 2 centigrammes par année d'âge quand la poudre est prescrite en infusion ou macération.

J.-M. Bloch a pu administrer sans inconvénients, à des enfants, dans 23 cas de pneumonie, la macération de digitale aux doses suivantes :

A 9 mois . .	0 gr. 25 de feuilles de digitale.	
A 1 an. . . .	0 gr. 30	—
A 2 ans . . .	0 gr. 40 à 0 gr. 60 de feuilles de digit.	
De 3 à 4 ans. .	0 gr. 60 à 0 gr. 75	—
De 5 à 10 ans .	0 gr. 75 à 1 gr. 25	—

En macération dans 60 grammes d'eau.

La macération concentrée de feuilles de digitale est contre-indiquée chez les enfants au-dessous d'un an.

Extrait alcoolique de digitale. — Cette préparation est peu employée. On l'obtient en faisant agir l'alcool sur la digitale dans les proportions suivantes :

Feuilles sèches de digitale. . . .	125 gr.
Alcool à 60°	750 gr.

Et en évaporant jusqu'à consistance d'extrait mou (Codex de 1884).

— Bagissky — J. Simon — Comby —

De 0 à 15 mois. . .	0 gr. 005 à 0 gr. 01	d'extrait	*pro die.*
De 15 mois à 3 ans .	0 gr. 01 à 0 gr. 02	—	—
De 3 à 5 ans. . . .	0 gr. 03 à 0 gr. 05	—	—
De 5 à 10 ou 12 ans .	0 gr. 05 à 0 gr. 15	—	—

Dans une potion à prendre par cuillerées à café à intervalles égaux ou sous forme pilulaire si l'âge le permet.

Teinture de digitale. — S'obtient en faisant macérer en vase clos les feuilles de digitale dans l'alcool pendant 10 jours : on passe ensuite avec expression et on filtre.

Feuilles sèches de digitale en poudre grossière.	100 gr.
Alcool à 60°.	500 gr.

6 parties de teinture représentent 1 partie de feuilles sèches (Codex).

D'après les recherches de MM. Potain et Barié, 1 goutte de teinture de digitale pèse 0 gr. 0185 ou 18 milligrammes et demi.

Pour faire un poids de 1 gramme, il faut 54 gouttes qui représenteront environ 0 gr. 17 de feuilles sèches de digitale; 32 gouttes qui pèsent 0 gr. 60 représentent 0 gr. 10 de feuilles sèches de digitale (Potain et Barié).

— J. Simon —

De 0 à 15 mois. . .	I à III gouttes de teinture *pro die*.		
De 15 mois à 3 ans. .	III à X	—	—
De 3 à 5 ans. . . .	X à XV	—	—
De 5 à 10 ou 12 ans. .	XV à XX	—	—

Dans une potion donnée par cuillerées à café à intervalles égaux.

Solution de digitale. — Il en existe plusieurs sortes qu'il n'est pas indifférent de prescrire indistinctement.

Sirop de digitale :

Teinture de digitale	25 gr.
Sirop de sucre	975 gr.

Une cuillerée à bouche soit 20 grammes, contient 0 gr. 50 de teinture et environ 0 gr. 085 de poudre de feuilles.

Sirop de digitale :

— Soubeiran —

Feuilles de digitale.	2 gr.
Eau bouillante	1000 gr.
Sucre blanc.	Q. s.

30 grammes = 0 gr. 20 de feuilles sèches.

Sirop de digitale :

— Labélonye —

Ext. hydro-alcool. de feuilles sèches de digit.	2 gr.
Sirop de sucre	120 gr.

30 grammes contiennent 0 gr. 05 d'extrait alcoolique.

De 0 à 15 mois. . .	abstention.
De 15 mois à 3 ans. .	1/2 cuil. à c. de s. de digit. *pro die*.
De 3 à 5 ans. . . .	1 à 2 — — —
De 5 à 10 ou 12 ans. .	2 à 3 — — —

Dans une potion à prendre par cuillerées à café à intervalles égaux.

Nota. — L'administration de toutes les préparations de digitale doit être suspendue au bout de 4, 5 ou 6 jours. L'effet utile se continue pendant plusieurs jours. La digitale est un médicament à longue portée qui s'accumule dans l'organisme et peut le bouleverser à des doses qui sembleraient et qui sont par elles-mêmes inoffensives, lorsque l'administration de ces mêmes doses a été trop longtemps prolongée (J. Simon).

Contre-poisons : injections d'éther, de caféine, stimulants.

∴

Digitaline. — Il existe dans le commerce un certain nombre de produits extraits de la digitale et désignés sous le nom général de *digitalines ;* ces produits comprennent deux groupes : *a*) Dans le premier groupe qui renferme les *digitalines solubles dans le chloroforme et insolubles dans l'eau* se rencontrent la *digitaline cristallisée chloroformique*, la *digitaline amorphe chloroformique* et la *digitoxine*. Or, il est très important de savoir que *ces trois produits à l'état de pureté possèdent la même activité*. *b*) Le second groupe comprend les *digitalines insolubles dans le chloroforme* et *solubles* *dans l'eau*, ce sont la *digitaléine* et la *digitaline allemande*. La première est un produit peu actif; elle représente la partie soluble de l'ancien type de digitaline d'Homolle et Quévenne (car leur produit actuel est la digitaline chloroformique du Codex). Quant à la digitaline allemande elle est analogue, sinon identique, à la digitaléine, mais sa composition est variable. Comme cette dernière elle doit son action à la quantité plus ou moins grande de digitaline chloroformique qu'elle renferme.

Comme conclusion pratique, s'il ne veut pas s'exposer à des déboires, le clinicien ne devra s'adresser qu'aux digitalines chloroformiques et de préférence à la digitaline cristallisée (FOUQUET, E. BARIL).

DIGITALINE AMORPHE CHLOROFORMIQUE DU CODEX OU D'HOMOLLE ET QUÉVENNE

Préparée sous forme de granules de 1 milligramme représentant 10 centigrammes de poudre de feuilles de digitale.

DIGITALINE CRISTALLISÉE DE NATIVELLE

Préparée sous forme de granules de 1/4 de milligramme.

DIGITALINE CRISTALLISÉE DE BÉRAL

Préparée sous forme de granules à 1/10 de milligramme.

Nota. — La digitaline amorphe chloroformique du Codex possède une activité d'une intensité d'action identique à celle de la digitaline cristallisée chloroformique du Codex (BARDET, HOPPE, FOUQUET). Cela tient à ce que la digitaline amorphe du Codex diffère essentiellement de l'ancienne digitaline amorphe des formulaires. Cependant comme le produit donné dans le commerce dans le nom de *digitaline amorphe chloroformique du Codex* n'est pas toujours bien purifié, ni entièrement soluble dans le chloroforme, il sera préférable de prescrire la *digitaline chloroformique du Codex*, produit fixe, bien défini, toujours identique à lui-même et d'un dosage rigoureux (E. BARIÉ).

SIROP DE DIGITALINE CRISTALLISÉE (NATIVELLE)

Une cuillerée à café équivaut à un granule et contient 1/4 de milligramme de digitaline cristallisée.

SOLUTION ALCOOLIQUE DE DIGITALINE CRISTALLISÉE À 1/1000.

50 gouttes de cette solution correspondent à un milligramme de digitaline (POTAIN).

EQUIVALENTS PHARMACEUTIQUES DE LA DIGITALINE ET DE LA DIGITALE, D'APRÈS LES FORMULAIRES OFFICIELS (E. BARIÉ).

Un milligramme de digitaline équivaut à :

Poudre de feuilles de digitale . . 0 gr. 10[1]
Teinture alcooliq. de digitale. 0 gr. 50 à 0 gr. 60.
XXV à XXXII gouttes.

[1] D'après Bardet, 1 milligramme de digitaline équivaudrait à 0 gr. 50 cent. de poudre de feuilles de digitale.

Extrait aqueux de digitale.	0 gr. 015	D'après le Formulaire des Hôpitaux et Hosp. etc. de Paris, 1887.
Extrait alcoolique de digitale	0 gr. 050	
Extrait éthéré de digitale..	0 gr. 012	
Sirop de digitale	20 gr. Une cuillerée à soupe.	

« Il nous parait cependant que ces chiffres devraient être modifiés, depuis que les travaux récents nous ont mieux fixés sur la puissance d'activité de la digitaline. » (E. BARIÉ.)

∴

Diurétiques. — Quelques formules de diurétiques :

— LE GENDRE —

1°	Nitrate de potasse.	1 à 3 gr.
	Acétate de potasse	1 à 3 gr.
	Sirop de groseilles.	30 gr.
	Eau	100 à 120 gr.
2°	Teinture de scille	0,50 à 3 gr.
	Teinture de digitale. . . .	III à X gtes.
	Sirop de menthe	20 gr.
	Eau	100 gr.
3°	Sulfovinate de soude	10 à 20 gr.
	Sirop de framboises.	20 gr.
	Eau	100 gr.
4°	Lactose	25 à 50 gr.
	Tis. de chiendent ou stigmates de maïs	500 gr.

∴

Douce-amère (*Solanum dulcamara* Lin., plante de la famille de Solanées, dont la tige est employée en décoction ou en infusion[1]. — Sudorifique, dépuratif.

De 6 à 15 mois.	abstention.
De 15 mois à 3 ans	2 à 5 gr.
De 3 à 5 ans	5 à 6 gr.
De 5 à 10 ou 12 ans	6 à 10 gr.

En infusion ou décoction dans 125 à 150 grammes d'eau ; à prendre en plusieurs fois dans la journée.

Le sirop de douce-amère contient par 30 grammes la substance soluble de 4 grammes de tige de douce-amère.

∴

Drosera rotundifolia (Droséracées). — C'est un médicament inerte dont M. Jules Simon a pu administrer 100 gouttes de teinture à de très jeunes enfants sans obtenir d'effets.

E

Eau oxygénée. — Liquide sirupeux, incolore, inodore, obtenu par l'action du bioxyde de baryum pulvérisé sur l'acide chlorhydrique dilué. Soluble dans l'eau et dans l'alcool. — Antiseptique puissant.

Usage externe. — En solution dans l'eau à 20 ou 50 p. 100 pour lavages antiseptiques des plaies.

Ne pas l'employer pour des pansements permanents.

∴

Élixir parégorique. (Voir *Opium*.)

∴

Émétique ou tartrate de potasse et d'antimoine ou tartre stibié. — Poudre blanche, inodore, composée de cristaux octaédriques. — Selon les doses vomitif, purgatif, contro-stimulant.

— Bagissky —

Nourrissons. . .	0 gr. 0075	Par dose.
Enfants plus âgés	0 gr. 0075 à 0 gr. 015	[illegible]

Jules Simon prescrit pour les enfants au-dessous de deux ans :

℞ Émétique . . . . 1/2 grain ou 0 gr. 025
Eau de tilleul . . 100 gr.

A prendre tiède en 4 ou 5 fois, de 10 en 10 minutes. Au-dessus de deux ans il élève la dose d'émétique à 1 grain ou 0 gr. 05.

Le Gendre prescrit au-dessus de deux ans, 1 à 2 centigrammes, puis renouvelle.

Substances incompatibles : substances contenant du tanin, acides et alcalis, carbonates, sulfates alcalins, infusions astringentes, quinquina, rhubarbe, cachou (Ch. Lautissier).

Contre-poisons : poudre de quinquina, infusions de quinquina, de noix de galle.

∴

Ergot de seigle. — Champignon brunâtre qui, dans les temps humides se développe sur le seigle. C'est un corps allongé de 2 à 3 centimètres, large de 2 à 4 millimètres, d'une odeur *sui generis*, d'une saveur astringente. — Hémostatique.

La poudre de seigle ergoté est extrêmement altérable et ne doit jamais être préparée à l'avance.

POUDRE RÉCENTE D'ERGOT DE SEIGLE

De 0 à 15 mois . .	0 gr. 05 à 0 gr. 20 *pro die.*
De 15 mois à 3 ans	0 gr. 20 à 0 gr. 50 —
De 3 à 5 ans . . .	0 gr. 50 à 1 gr. —
De 5 à 10 ou 12 ans	1 à 2 gr.

Mélangée à du sucre pulvérisé et divisée en paquets à prendre en plusieurs fois dans une potion de 90 grammes, par cuillerées à café.

Ergotine du Codex ou de Bonjean. — Extrait aqueux de la poudre d'ergot, liquide brunâtre, d'odeur nauséeuse, contenant le principe actif de l'ergot de seigle, l'*ergotinine.*

— BAGINSKY — LE GENDRE —

De 0 à 15 mois	0 gr. 03 à 0 gr. 10	d'ergotine	*pro die*
De 15 m. à 3 a.	0 gr. 25 à 0 gr. 50	—	—
De 3 à 5 ans.	0 gr. 50 à 1 gr.	—	—
De 5 à 10 ou 12	1 à 2 gr.	—	—

S'emploie de préférence en injections sous-cutanées.

Ergotine Bonjean (ext. aqx. de seigle ergoté)	1 gr.
Eau distillée	10 gr.

Une seringue entière de Pravaz (1 gramme) représente 10 centigrammes d'ergotine (BONJEAN).

Ergotinine. — Alcaloïde retiré du seigle ergoté par Tanret, cristallisé en petites aiguilles blanches, insolubles dans l'eau, solubles dans l'alcool, l'éther, le chloroforme. — Hémostatique extrêmement actif, employé chez l'adulte à la dose de 1/4 à 1/2 milligramme. A rejeter de la thérapeutique infantile.

∴

Ésérine. — Alcaloïde isolé par le Dr A. Vié, principe actif de la fève de Calabar, semence du *Physostigma venenosum*, plante de la famille des Légumineuses et de la tribu des Euphaséolées. L'ésérine cristallise en cristaux rhombiques d'une teinte souvent rosée, très peu solubles dans l'eau, solubles dans l'alcool, l'éther et le chloroforme. — Antimydriatique.

On emploie de préférence le sulfate d'ésérine soluble dans l'eau.

Collyre à l'ésérine :

Sulfate d'ésérine . .	0 gr. 01 à 0 gr. 05
Eau distillée	10 gr.

F. s. a.

I à V gouttes en instillation dans l'œil (au-dessus de 5 ans).

∴

Éther sulfurique. — Liquide, incolore, très mobile, d'une odeur *sui generis* agréable, d'une saveur brûlante, inflammable, peu soluble dans l'eau, soluble dans l'alcool; préparé en faisant agir l'alcool sur l'acide sulfurique à une température déterminée. — En inhalation, anesthésique général (découverte du Dr Ch. Jackson, de Boston, en 1846); à l'intérieur antispasmodique, stimulant diffusible; à l'extérieur agent puissant de réfrigération et par suite anesthésique local.

De 0 à 15 mois. .	I à III gtes éther sulf.	*pro die*	
De 15 mois à 3 ans.	III à X gouttes	—	—
De 3 à 5 ans. . .	X à XV gouttes	—	—
De 5 à 10 ou 12 ans.	XV à XX goutt.	—	—

Dans une potion, par cuillerées à café.

Éther sulfurique alcoolisé (liqueur d'Hoffmann)

Éther sulfurique à 0,720. . }
Alcool rectifié à 90°. . . . } ãã 100 gr.

De 0 à 15 m.	I à V gtes liq. Hoffmann	*pro die*	
De 15 m. à 3 a.	V à XX gout.	—	—
De 3 à 5 ans.	XX à XXX g.	—	—
De 5 à 10 ou 12	XXX à XL g.	—	—

Dans une potion, par cuillerées à café.

Sirop d'éther du Codex

Sirop simple blanc 700
Eau distillée. 230
Alcool de vin à 90° 50
Éther officinal. 20

De 0 à 15 mois. .	5 à 10 gr. de sir. d'éth.	*pro die*	
De 15 mois à 3 ans	10 à 15 gr.	—	—
De 3 à 5 ans . . .	15 à 20 gr.	—	—
De 5 à 10 ou 12 ans	20 à 30 gr.	—	—

Dans une potion, par cuillerées à café.

En inhalation s'emploie de la même façon que le chloroforme pour obtenir l'anesthésie générale.

Usage externe. — Souvent employé en pulvérisations pour obtenir la réfrigération et par suite l'anesthésie locale. Il est bon de se souvenir que les vapeurs d'éther sont inflammables et que par suite l'usage du thermo-cautère et du galvano-cautère est interdit pour agir sur les parties ainsi anesthésiées.

∴

Éther bromhydrique. (Voir *Bromure d'éthyle.*)

∴

Éther chlorhydrique. (Voir *Chlorure d'éthyle.*)

∴

Éther méthylchlorhydrique. (Voir *Chlorure de méthyle.*)

∴

Eucalyptus globulus. — Plante de la famille des Myrtacées. — Antipyrétique, antiseptique des voies respiratoires.

TEINTURE D'EUCALYPTUS

— LE GENDRE —

De 0 à 15 mois.	0 gr. 05 à 0 gr. 25	de teint.	*pro die*
De 15 mois à 3 a.	0 gr. 25 à 0 gr. 50	—	—
De 3 à 5 ans. .	0 gr. 50 à 1 gr.	—	—
De 5 à 10 ou 12 a.	1 à 2 gr.	—	—

Dans une potion.

Feuilles d'eucalyptus globulus de 0 gr. 50 à 3 grammes selon l'âge, en infusion dans 100 grammes d'eau (BAGINSKY), la dose minima étant de 0 gr. 50 pour le nourrisson.

Essence d'eucalyptus ou **eucalyptol**. — Liquide très fluide, d'une coloration légèrement jaunâtre, d'une odeur *sui generis*, aromatique, insoluble dans l'eau, soluble dans l'alcool, l'éther, les huiles. Obtenu par la distillation des feuilles d'eucalyptus.

De 0 à 15 mois.	abstention.
De 15 mois à 3 a.	abstention.
De 3 à 5 ans .	0 gr. 05 à 0 gr. 15 eucalyptol *pro die*
De 5 à 10 ou ans.	0 gr. 15 à 0 gr. 50 — —

Dissous dans la vaseline, en injections sous-cutanées.

Inhalations d'eucalyptol :

— BAGINSKY —

Essence d'eucalyptus globulus	5 à 20 gr.
Alcool	20 à 25 gr.
Eau	180 gr.

Eucalyptéol ou **bichlorhydrate d'eucalyptène**. — Poudre cristalline insoluble dans l'eau, d'une odeur faible, d'une saveur amère, obtenue par l'action de l'acide chlorhydrique liquide sur l'essence d'eucalyptus (ANTOINE et LAFAGE). — Antiseptique pulmonaire, antiseptique intestinal.

— LAFAGE et LULLY —

De 0 à 15 m. .	0 gr. 05 à 0 gr. 25 d'eucalyptéol *pro die*
De 15 m. à 3 a.	0 gr. 25 à 0 gr. 30 — —

De 3 à 5 ans. 0 gr. 30 à 0 gr. 50 d'eucalyptéol *pro die*
De 5 à 10 ou 12 0 gr. 50 à 0 gr. 75 — —

Sous forme de saccharure, dans de l'eau ou du lait.

∴

Eugénol acétamide. — Obtenu par l'action d'une solution alcoolique d'ammoniaque sur l'éther éthylique de l'acide eugénol acétique. L'acide eugénique ou eugénol s'obtient en oxydant l'essence de girofle par le permanganate de potasse. — Anesthésique local, antiseptique.

∴

Europhène. — Poudre jaune brunâtre, obtenue par l'action de l'iode sur l'isobuthylorthocrésol en solution alcaline; insoluble dans l'eau, soluble dans l'alcool, l'éther, les huiles fixes. — Antiseptique pour l'usage externe, succédané de l'iodoforme et de l'aristol.

∴

Exalgine ou méthylacétanilide. — Aiguilles ou larges tablettes blanches suivant qu'elle a été obtenue par cristallisation ou qu'elle s'est prise en masse après distillation : peu soluble dans l'eau froide, plus soluble dans l'eau chaude, très soluble dans l'eau légèrement alcoolisée (Bocquillon-Limousin, Beilstein). — Antithermique mais surtout analgésique.

Avant l'âge de 10 ans, abstention; au delà de 10 ans de 0 gr. 10 à 0 gr. 25 en plusieurs fois.

F

Fer. — Les préparations ferrugineuses sont les unes solubles, les autres insolubles, parmi lesquelles rentrent le fer réduit par l'hydrogène et la limaille de fer.

« Les règles qui doivent présider à l'administration du fer sont le choix d'une préparation assimilable, la nécessité de varier ces préparations (il n'en est aucune qui puisse continuer à être utile jusqu'à la fin de la cure), la précaution de faire toujours prendre le fer au milieu des repas, pour préserver autant que possible la muqueuse gastrique de son contact. » (LE GENDRE.)

« Le fer ne convient pas à la première enfance. » (J. SIMON.)

Préparations insolubles

Fer réduit par l'hydrogène. — Obtenu par l'action de l'hydrogène sur le sesquioxyde de fer pur; poudre fine d'un gris de fer, complètement soluble dans les acides sulfurique et chlorhydrique dilués.

Avant 2 ans	abstention.
De 2 à 3 ans . . .	0 gr. 01 à 0 gr. 02 *pro die*
De 3 à 5 ans . . .	0 gr. 02 à 0 gr. 05 —
De 5 à 10 ou 12 ans.	0 gr. 05 à 0 gr. 10 —

En poudre dans une cuillerée de potage.

Fer porphyrisé ou limaille de fer préparée. — Poudre fine d'un gris terne, qui doit provenir pour les usages thérapeutiques du fer doux.

Mêmes doses.

Carbonate de fer ou protoxyde de fer. — Poudre incolore, inodore, insoluble dans l'eau. A l'état humide ce sel est parfaitement oxydable et se transforme en hydrate de sesquioxyde de fer, sel qui se présente sous forme d'une poudre rougeâtre.

Avant 2 ans. . . .	abstention.	
De 2 à 3 ans. . . .	0 gr. 05	*pro die*
De 3 à 5 ans . . .	0 gr. 05 à 0 gr. 10	—
De 5 à 10 ou 12 ans	0 gr. 10 à 0 gr. 30	—

De préférence sous forme de *pilules de Vallet* qui contiennent chacune 0 gr. 05 de carbonate de fer et dans lesquelles ce sel est à l'abri de l'oxydation.

Sels solubles

Citrate de fer. — Se présente sous forme de paillettes de couleur grenat, très solubles dans l'eau, inaltérables à l'air, inodores, d'une saveur astringente.

Au-dessous de 1 an	abstention.	
De 1 à 2 ans . . .	0 gr. 10 à 0 gr. 20	*pro die*
De 2 à 5 ans . . .	0 gr. 20 à 0 gr. 50	—
De 5 à 10 ou 12 ans	0 gr. 50 à 1 gr.	—

Dans une potion légèrement alcoolisée à prendre pendant ou après les repas.

Administrer de même le *citrate de fer ammoniacal.*

Substances incompatibles : arséniate de soude, vin de Bordeaux.

Iodure de fer. — Corps cristallin d'une couleur vert foncé, d'une saveur atramentaire, très soluble dans l'eau, altérable à l'air. Lorsque l'iodure de fer est dans un bon état de conservation, il doit se dissoudre complètement dans l'eau et sa solution doit présenter une couleur verte (SOUBEIRAN), mais la solution même s'altère facilement au contact de l'air. Dans le sirop d'iodure de fer, ce sel est à l'abri de l'oxydation.

Au-dessous de 1 an	abstention.	
De 1 à 2 ans . . .	0 gr. 05 à 0 gr. 10	Iodure
De 2 à 5 ans . . .	0 gr. 10 à 0 gr. 20	de fer
De 5 à 10 ou 12 ans	0 gr. 20 à 0 gr. 50	*pro die*

Dans une potion gommeuse.

Le *Sirop d'iodure de fer* contient 0 gr. 10 d'iodure de fer par 20 grammes :

De 1 à 2 ans.	5 à 15 gr.	*pro die*
De 2 à 5 ans	15 à 40 gr.	—
De 5 à 10 ou 12 ans	40 à 100 gr.	—

Dilué dans une potion à prendre en deux fois.

Substances incompatibles : les acides, les alcaloïdes, l'amidon.

Lactate de fer. — Petits cristaux d'un blanc verdâtre agglomérés en croûtes minces, d'une saveur atramentaire, assez solubles dans l'eau froide et très solubles dans l'eau bouillante. La dissolution de ce sel s'altère promptement au contact de l'air, tandis que le sel sec se conserve sans modification (Soubeiran).

Au-dessous de 1 an	abstention.	
De 1 à 2 ans	0 gr.05 à 0 gr.10	de lactate
De 2 à 5 ans . . .	0 gr.10 à 0 gr.20	de fer
De 5 à 10 ou 12 ans .	0 gr.20 à 0 gr.50	*pro die*

En tablettes du Codex du poids de 1 gramme chacune, contenant respectivement 0 gr. 05 de lactate de fer ou sous forme de dragées de Gélis et Conté qui contiennent également chacune 0 gr. 05 de sel.

Perchlorure de fer à 30° Baumé. — Liquide d'un jaune safrané, d'une saveur astringente. — Hémostatique.

Au-dessous de 1 an	abstention	
De 1 à 2 ans . . .	V à X gouttes	perchl. de fer
De 2 à 5 ans . . .	X à XV —	sol. off.
De 5 à 10 ou 12 ans. .	XV à XXX —	*pro die*

Diluées dans de l'eau sucrée.

Usage externe. — Attouchements avec un tampon imbibé de perchlorure de fer à 30° sur les surfaces saignantes.

Substances incompatibles : tanin, ergotine, mucilages, albumine, opium, alcalis, carbonates, sels de mercure et d'argent, arséniates et arsénites, kermès, émétique.

Protoxalate de fer. — Ce sel de fer est celui auquel M. Hayem accorde la préférence dans le traitement de la chloro-anémie. C'est un sel jaune pâle, cristallin, pulvérulent, très peu soluble dans l'eau froide, plus soluble dans l'eau chaude. On peut l'obtenir en traitant par une solution saturée d'acide oxalique le carbon. de prot. de fer au sein de l'eau sucrée.

Au-dessous de 1 an	abstention.
De 1 à 2 ans . . .	0 gr. 01 à 0 gr. 05
De 2 à 5 ans . . .	0 gr. 05 à 0 gr. 15
De 5 à 10 ou 12 ans	0 gr. 15 à 0 gr. 25

Dans une potion à faire prendre par cuillerées après les repas.

Tartrate ferrico-potassique. — Sel incristallisable se présentant sous forme d'écailles translucides, brillantes, d'un brun rougeâtre, d'une saveur très faiblement styptique. Il est soluble dans l'eau en grandes proportions et se dissout abondamment dans l'alcool (SOUBEIRAN).

Au-dessous de 1 an abstention.			
De 1 à 2 ans	0 gr. 10 à 0 gr. 20	tartrate ferrico-pot.	*pro die*
De 2 à 5 ans	0 gr. 20 à 0 gr. 50	—	—
De 5 à 10 ou 12	0 gr. 50 à 1 gr.	—	—

Dans une potion.

Le sirop de tartrate ferrico-potassique du Codex contient 0 gr. 50 de sel pour 20 grammes de sirop.

Incompatibilités des sels solubles de fer : le tanin et les substances qui en contiennent comme la noix de galle, l'écorce de chêne, la cannelle, le quinquina, le cachou, etc.; les alcalis et leurs carbonates plusieurs sels métalliques, le vin de Bordeaux (BOUCHARDAT).

Fluorol. — Poudre soluble, légèrement colorée en bleu. Son principe actif est le fluorure de sodium chimiquement pur; la solution à 1/2 p. 100 est puissamment antiseptique et précieuse en thérapeutique infantile externe, parce que, employée en lavages, elle n'est ni caustique ni irritante et fortement antiphlogistique. Ne pas l'employer en fomentations.

L'érythème des nouveau-nés est merveilleusement guérie par les lavages à la solution de fluorol, répétés à chaque fois qu'on change l'enfant de linges.

Son pouvoir antiseptique, supérieur à celui de l'acide borique et son absence de saveur doit le faire préférer pour le lavage du corps, de la bouche et du nez des enfants atteints de maladies infectieuses quelconques (angines, scarlatine, fièvre typhoïde, variole, etc.) et d'affections de la bouche, stomatites, éruptions dentaires, etc.).

Grâce à sa propriété de dissoudre les albuminoïdes (alors que tous les autres antiseptiques les coagulent) le fluorol, incorporé au savon, possède une action microbicide réelle qui est avantageusement utilisée pour la toilette des enfants et le traitement des dermatoses infantiles où l'usage du savon est indiqué.

∴

Formanilide. — Corps blanc cristallisé en lamelles solubles dans l'eau bouillante, l'alcool, l'éther, la benzine et le chloroforme. Obtenu en faisant bouillir pendant 1 heure équivalents égaux d'acide formique et d'aniline, et en distillant (BOCQUILLON-LIMOUSIN). — Anesthésique local. En applications locales en solution à 20 pour 100 (NEUMANN).

∴

Formol. — Produit par l'oxydation des vapeurs alcooliques de l'esprit de bois sous l'influence d'un fil de platine porté à l'incandescence (BOCQUILLON-LIMOUSIN). — Antiseptique puissant en solution aqueuse.

∴

Fougère mâle. — C'est le rhizome qui est utilisé en médecine. — Vermifuge.

EXTRAIT ÉTHÉRÉ DE FOUGÈRE MALE (HUILE DE FOUGÈRE MALE, EXTRAIT OLÉO-RÉSINEUX DE FOUGÈRE MALE)

Rhizome sec de fougère mâle . .	1 p.
Ether sulfurique alcoolisé à 0,76 .	2 p.

On réduit les rhizomes en poudre demi-fine et on les épuise au moyen de l'éther par déplacement; on chasse à l'aide de l'eau la portion d'éther qui reste dans le marc et on distille les liqueurs éthérées. Un kilogramme de fougère mâle nous a fourni 96 grammes d'un produit oléo-résineux, brun, visqueux, doué d'une odeur aromatique de fougère; soluble dans l'éther, imparfaitement soluble à froid dans l'alcool à 90°; complètement soluble à chaud (SOUBEIRAN).

— Le Gendre —

De 1 à 2 ans	0 gr. 50 à 1 gr. d'ext. éthéré	
De 2 à 5 ans	1 à 3 gr.	—
De 5 à 10 ans	3 à 6 gr.	—

Dans un électuaire ou en émulsion avec l'oléosaccharure de citron ou d'oranges (D'Espine et Picot).

— Duchesne —

℞ Extrait éthéré de fougère mâle	4 gr.
Calomel.	0 gr. 40
Sucre	8 gr.

Gélatine : Q. s. p. f. une gelée de consist. ordinaire.

Les enfants avalent très bien cette espèce de confiture.

G

Gaïacol. — C'est un corps solide cristallisé, blanc, d'une odeur et d'une saveur semblables à celles de la créosote, insoluble dans l'eau, soluble dans l'alcool, l'éther, le chloroforme, la glycérine anhydre.

Le gaïacol a d'abord été retiré de la racine de gaïac. On peut l'extraire de la créosote, mais il est difficile d'obtenir ainsi un produit pur. On le constitue synthétiquement aujourd'hui en méthylant la pyrocatéchine par l'action de l'iodure de méthyle sur la pyrocatéchine sodée (Béhal et Choay). — Antibacillaire, antithermique, anesthésique local.

« Il était utile, sinon indispensable, de chercher à remplacer la créosote, mélange complexe, de composition infidèle et essentiellement variable par un corps nettement défini, toujours comparable et toujours identique à lui-même et présentant, au point de vue thérapeutique, les propriétés générales de la créosote. Ces conditions sont très heureusement remplies par le gaïacol, le plus abondant parmi les éléments constitutifs de la créosote. » (Dr Ch. Moureu.)

— Le Gendre —

De 1 à 2 ans. .	0 gr. 05 à 0 gr. 20 de gaïacol *pro die*		
De 3 à 5 ans .	0 gr. 20 à 0 gr. 50	—	—
De 5 à 10 ans.	0 gr. 50 à 1 gr.	—	—

Dans une potion ou dans l'huile de foie de morue dont il facilite l'absorption.

On peut encore l'administrer sous forme de vin.

Vin au gaïacol :

— Ch. Moureu —

Gaïacol cristallisé	1 gr.
Vin de grenache	100 gr.

Et même, si l'âge le permet, en capsules ou en perles contenant chacune 0 gr. 10 de médicament actif.

On peut aussi l'administrer par la voie hypodermique en prenant pour véhicule l'huile neutre stérilisée au titre de 1/15, 1/10, 1/5 et même 1/2.

— Broca —

Gaïacol.	5 gr.
Iodoforme	2 gr.
Huile d'olive stérilisée.	160 gr.

De 8 à 10 ans, 20 à 30 grammes en injection sous-cutanée. Ne pas dépasser 40 grammes.

Usage externe. — Comme antithermique le gaïacol s'emploie pur en badigeonnages sur la peau (extrême prudence).

Comme anesthésique local on fait usage d'une solution de gaïacol au 1/2 dans la glycérine anhydre, en badigeonnage.

⁂

Galbanum. — Cette gomme résine, formée de larmes jaune verdâtre, d'une odeur très forte, d'une saveur âcre et amère, provient de l'Ethiopie, de la Perse et de l'Afrique. — Antispasmodique.

De 0 à 15 mois.	0 gr. 05 à 0 gr. 10 galbanum	*pro die*	
De 15 m. à 3 ans.	0 gr. 10 à 0 gr. 25	—	—
De 3 à 5 ans. .	0 gr. 25 à 0 gr. 50	—	—
De 5 à 10 ou 12 a	0 gr. 50 à 1 gr.	—	—

Dans du miel ou sous la forme pilulaire si l'âge le permet.

Usage externe. — Comme résolutif sous forme d'emplâtre (Codex) ou de cataplasme :

Cataplasme de farine de gr. de lin	200 gr.
Galbanum.	10 gr.

⁂

Garou. — Écorce du *Daphne gnidium*, dont on extrait une matière résineuse âcre en la traitant par l'alcool et en reprenant l'extrait alcoolique au moyen de l'eau. La résine est insoluble dans l'eau, soluble dans l'alcool et l'éther. — Vésicant.

POMMADE ÉPISPASTIQUE AU GAROU DU CODEX

Extrait éthéré de garou	4 gr.
Cire blanche	10 gr.
Axonge.	àà 90
Alcool à 90°.	

Sans action sur la vessie.

∴

Garus, élixir de garus. — Obtenu en ajoutant à 100 grammes d'alcoolat de garus de la vanille, du safran et du sirop de capillaire. L'alcoolat de garus lui-même est ainsi composé : aloès socotrin, 5 ; myrrhe, 2 ; safran, 5 ; cannelle, 20 ; girofle, 5 ; noix muscade, 10 ; alcool à 80°, 5000 ; eau de fleurs d'oranger, 200. — Tonique, stimulant.

De 0 à 15 mois . . .	2 à 5 gr. d'élixir	*pro*	*die*
De 15 mois à 3 ans .	5 à 10 gr.	—	—
De 3 à 5 ans.	10 à 20 gr.	—	—
De 5 à 10 ou 12 ans .	20 à 30 gr.	—	—

Dans une potion, à prendre par cuillerées à café toutes les heures.

∴

Gélatine. — Elle peut être administrée dans du lait aux enfants atrophiés, scrofuleux ou rachitiques comme aliment tonique (Voir).

Extérieurement, elle est employée comme émollient.

Bain gélatineux :

Gélatine.	50 à 100 gr.
Eau.	Q. s. p. un bain

∴

Gelsemium sempervirens. — Plante de la famille des Logoniacées, qui croit aux Etats-Unis. — Sédatif, fébrifuge, antinévralgique.

De 0 à 15 mois / De 15 m. à 3 ans	abstention.
De 3 à 5 ans . . .	V à X gtes teint. gelsemium.
De 5 à 10 ou 12 ans	X à XX gouttes —

Dans une potion de 45 à 90 grammes, à faire prendre par cuillerées à café toutes les heures.

La racine contient un alcaloïde, la gelsémine.

∴

Genêt (*Spartium scoparium*). — Plante de la famille des Légumineuses papilionacées, dont on utilise les fleurs en infusion. — Diurétique.

De 0 à 15 mois.	abstention.
De 15 mois à 3 ans	5 à 10 gr.
De 3 à 5 ans.	10 à 15 gr.
De 5 à 10 ou 12 ans	15 à 20 gr.

En infusion dans 150 grammes d'eau bouillante. En outre de la spartéine (voir ce mot), le genêt contient un autre principe actif qui ne possède pas l'action de la première sur le cœur. C'est la scoparine, substance cristallisable en cristaux jaunes, inodore, insipide, peu soluble dans l'eau, soluble dans l'alcool. C'est à elle qu'il faut rapporter peut-être l'action diurétique de l'infusion fleurie du genêt (E. BARIÉ).

∴

Genièvre. — On peut utiliser l'extrait de genièvre comme stimulant et diurétique.

De 0 à 15 mois. . .	0 gr. 25 à 0 gr. 50
De 15 mois à 3 ans.	1 à 2 gr.
De 3 à 5 ans . . .	2 à 3 gr.
De 5 à 10 ou 12 ans	3 à 5 gr.

Dans une potion, par cuillerées à bouche.

∴

Gentiane (*Gentiana lutea*). — De la famille des Gentianées, qui croît en France. — Tonique excitant.

Vin de gentiane :

Racine de gentiane	30 gr.
Alcool à 60°	60 gr.
Vin rouge	1000 gr.

De 0 à 15 mois. .	abstention.	
De 15 m. à 3 ans.	5 à 10 gr.	de vin de gentiane.
De 3 à 5 ans . . .	10 à 20 gr.	—
De 5 à 10 ou 12 ans	20 à 50 gr.	—

Etendu d'eau, à faire prendre le matin après un léger déjeuner.

∴

Gluten. — Matière azotée du blé, grise, élastique, insoluble dans l'eau, assez soluble dans l'acide acétique, les acides phosphorique et chlorhydrique, en partie dans l'alcool bouillant. Le gluten contient de la fibrine végétale, de la glutine, de la caséine et une substance grasse ou visqueuse.

Le pain de gluten employé dans le diabète est très léger, grisâtre, un peu élastique.

∴

Glycérine. — Alcool dioxy-isopropylique obtenu par la décomposition des corps gras qui ne sont autre chose que des éthers composés de la glycérine ; liquide épais, incolore, inodore, d'une saveur sucrée, soluble dans l'eau et dans l'alcool, peu soluble dans l'éther, le chloroforme, les huiles grasses.

De 0 à 15 mois.	abstention
De 15 mois à 3 ans. . . .	abstention
De 3 à 5 ans.	2 à 5 gr.
De 5 à 10 ou 12 ans	5 à 10 gr.

Dans une potion, par cuillerées à café.

La glycérine est souvent employée par la voie rectale pour débarrasser l'intestin.

De 0 à 15 mois.	2 à 5 gr.
De 15 mois à 3 ans.	5 à 10 gr.
De 3 à 5 ans.	10 à 15 gr.
De 5 à 10 ou 12 ans.	15 à 30 gr.

Dans quantité suffisante d'eau pour un lavement.

La glycérine solidifiée est utilisée sous la forme

d'ovules de dimensions différentes qu'on trouve dans le commerce, ovules de M. Chaumel, etc., qui, introduits dans le rectum, produisent un effet laxatif.

Usage externe. — En collutoire, en liniment.

Substances incompatibles : acide chromique, bichromate et permanganate de potasse.

∴

Glycéro-phosphates (combinaisons chimiques de l'acide glycéro-phosphorique avec différentes bases). — Etudiés par L. Jacquemaire, expérimentés cliniquement par le Dr A. Robin. — Toniques et stimulants du système nerveux.

On emploie surtout le glycéro-phosphate de chaux et le glycéro-phosphate de soude, sous la forme de solution aqueuse pour injections hypodermiques, sous la forme de solution gazeuse et sous la forme granulée.

De 0 à 15 mois. . . .	abstention	de glycéro-phosphate de chaux *pro die*
De 15 mois à 3 ans. .	abstention	
De 3 à 5 ans.	0 gr. 05 à 0 gr. 15	
De 5 à 10 ou 12 ans .	0 gr. 15 à 0 gr. 20	

Sous une des formes précédentes.

∴

Gomme arabique. — Substance qui s'écoule du tronc et des branches de l'*Acacia arabica*, de la famille des Légumineuses. — Émollient.

Sert à faire le sirop de gomme, la pâte de guimauve, la pâte de jujube.

Substances incompatibles : perchlorure de fer, alcool.

∴

Goudron. — Produit complexe obtenu au moyen d'une sorte de distillation sèche à laquelle sont soumises les différentes parties ligneuses des conifères devenues impropres à l'exploitation de la térébenthine (Soubeiran). C'est le goudron des conifères ou goudron des pharmacies. — Antiseptique.

Eau de goudron du Codex

Goudron	5 gr.
Sciure de bois de sapin	15 gr.
Eau distillée ou de pluie.	1 litre.

Macération de 24 heures.

30 grammes = 0 gr. 01 des principes actifs du goudron.

De 0 à 15 mois.	5 à 10 gr. d'eau de goud.	*pro die*	
De 15 m. à 3 a.	10 à 20 gr.	—	—
De 3 à 5 ans. .	20 à 50 gr.	—	—
De 5 à 10 ou 12 a.	50 à 100 gr.	—	—

Dans une potion sucrée.

Usage externe. — Contre certaines affections de la peau.

Pommade de goudron :

— Emery —

Goudron	10 gr.
Axonge.	90 gr.

M. s. a.

Psoriasis, lupus, etc.

Pommade au goudron camphrée :

— BAUMÉS —

Axonge	30 gr.
Goudron.	4 gr.
Camphre.	0 gr. 50

M.

Éruptions vésiculeuses.

Substances incompatibles : eau commune.

∴

Gouttes amères de Baumé. — Cette teinture doit son activité à la fève de Saint-Ignace qui entre dans sa composition, et par conséquent à la strychnine. — Stimulant de la tonicité stomacale, apéritif.

GOUTTES AMÈRES DE BAUMÉ

Alcool à 60°	1000 gr.
Fèves de Saint-Ignace râpées . .	500 gr.
Carbonate de potasse	5 gr.
Suie.	1 gr.

Macération de 10 jours.

De 0 à 15 mois . . . } De 15 mois à 3 ans . }	abstention.
De 3 à 5 ans.	I à III gouttes *pro die*
De 5 à 10 ou 12 ans . .	III à V gouttes. —

Sur un morceau de sucre ou dans une infusion de thé.

Contre-poisons: iodure de potassium et iode.

∴

Grande consoude (*Symphytum officinale*). — Plante de la famille des Borraginées dont on utilise en thérapeutique la racine qui contient du mucilage et du tanin. — Astringent.

SIROP DE GRANDE CONSOUDE

Racine de grande consoude . . .	1 gr.
Eau	6 gr.
Sirop de sucre	20 gr.

De 5 à 50 grammes par jour, étendus d'eau.

∴

Grenadier (*Punica granatum*). — Plante de la famille des Granatées dont on utilise surtout l'écorce de la racine. — Tænifuge.

De 0 à 15 mois. .	abstention.
De 15 mois à 3 ans	5 à 10 gr. écor. fraîche rac. grenadier.
De 3 à 5 ans. . .	10 à 30 gr. —
De 5 à 10 ou 12 ans.	30 à 40 gr. —

En décoction dans 250 à 500 grammes d'eau, à faire prendre en 3 verres, de demi-heure en demi-heure. Purger la veille avec de l'huile de ricin.

C'est un tænifuge incertain causant des coliques et des vomissements.

Tanret a extrait de l'écorce du grenadier un alcaloïde, tænifuge actif, la *pelletiérine* (voir ce mot).

∴

Grindelia robusta. -- Plante de la famille des Composées qui croît aux États-Unis. — Antispasmodique, anticatarrhal.

On emploie surtout la teinture de grindelia robusta.

De 0 à 15 mois. .	I à V gtes teint. de grindelia	*pro die*	
De 15 mois à 3 ans	V à X gtes	—	—
De 3 à 5 ans . . .	X à XV gtes	—	—
De 5 à 10 ou 12 ans.	XV à XX gtes	—	—

Dans une potion à prendre par cuillerées à café toutes les heures ou toutes les 2 heures.

∴

Gruau. — Fruit de l'avoine, *Avena sativa*, dépouillé de son péricarpe et des enveloppes de la graine. — Émollient.

Tisane de gruau :

Gruau. 20 gr.
Eau. . Q. s. p. obtenir 1 litre après ébullit.

Passer ensuite à travers une étamine.

∴

Guimauve (*Althæa officinalis*, de la famille des Malvacées). — Émollient.

On emploie les fleurs et les racines sous forme de tisanes. On emploie aussi le sirop de guimauve.

H

Hamamelis virginiana. — C'est un arbre de la famille des Saxifragacées-Hamamélidées qui croît aux États-Unis; les parties utilisées en thérapeutique sont les feuilles cueillies en automne et l'écorce. — Tonique, hémostatique, anti-hémorroïdal.

TEINTURE D'HAMAMELIS VIRGINIANA AU CINQUIÈME

— LE GENDRE —

De 1 à 3 ans . . . V à X gouttes.
De 3 à 5 ans . . . X à XV gouttes.
De 5 à 10 ans. . . XV à XXX gouttes.

Dans une potion, à faire prendre par cuillerées à café.

EXTRAIT FLUIDE D'HAMAMELIS VIRGINIANA

— LE GENDRE —

De 1 à 3 ans . . . X à XXX gouttes.
De 3 à 5 ans . . . 2 à 5 gr.
De 5 à 10 ans . . 5 à 10 gr.

Dans une potion, à faire prendre par cuillerées à café.

∴

Haschisch. — On désigne sous ce nom les sommités fleuries du chanvre indien, *Cannabis indica*. — Stupéfiant.

(Voir *Cannabis indica*.)

∴

Hélénine. — Matière brunâtre extraite de la racine d'aunée, à peine soluble dans l'eau, peu soluble dans l'alcool froid, très soluble dans l'alcool bouillant, dans certaines huiles essentielles et dans l'éther.

Au-dessous de 10 ans	abstention.
Au-dessus de 10 ans	0 gr. 01 à 0 gr. 05

Sous la forme pilulaire.

∴

Helianthus annuus ou tournesol. — Plante de la famille des Composées. — Fébrifuge.

On emploie la teinture d'helianthus :

De 0 à 15 mois. .	0 gr 50 à 1 gr. de teint. alcool.	*pro die*	
De 15 m. à 3 ans .	1 à 2 gr.	—	—
De 3 à 5 ans . . .	2 à 5 gr.	—	—
De 5 à 10 ou 12 ans	5 à 10 gr.	—	—

Dans une potion, à prendre en 4 ou 5 fois à intervalles de 2 heures (MONCORVO).

∴

Hemazone. — Produit de synthèse contenant exactement l'ensemble des principes non albumineux de l'hémoglobine. Obtenu par un procédé qui est une véritable synthèse chimique du sang ; sa formule est représentée par :

Azote.	1.90
Fer.	0.05
Soufre	0.06
Eau.	97.99
	100 .

L'hemazone est un mélange aqueux, rougeâtre, inodore, d'une saveur acidule; particulièrement utile comme tonique et réparateur dans la thérapeutique infantile, dans la chlorose, l'anémie, l'épuisement général et dans la convalescence de toutes les maladies graves.

Contrairement à tous les ferrugineux, l'hemazone n'a pas de contre-indications puisque le fer qu'elle contient s'y trouve dans un état identique à celui des globules sanguins.

De 2 à 5 ans.	1 à 2 cuill. à café	*pro die.*
De 5 à 10 ou 12 ans.. . .	2 à 4 cuill. à café	—

A prendre avant les repas. Accepté par les malades les plus délicats sans déterminer le moindre malaise; ne noircit pas les dents et ne produit pas de constipation.

∴

Houblon (*Humulus lupulus*).— Plante de la famille des Urticées, dont on utilise surtout les fleurs en infusion quand on veut agir par la matière amère de cette plante. — Amer tonique.

De 0 à 15 mois. . . .	abstention.
De 15 mois à 3 ans. .	2 à 5 gr. de fleurs de houbl.
De 3 à 5 ans	5 à 10 gr. —
De 5 à 10 ou 12 ans.	10 à 15 gr. —

En macération dans 100 grammes d'eau.

Dans les cônes du houblon se trouvent de petites glandes qui ont reçu le nom de lupulin, dont l'huile volatile a une action sédative et stupéfiante. (Voir *Lupulin.*)

∴

Hémoglobine. — Matière colorante des globules rouges du sang et qui contient du fer dans un état particulier.

Pour l'obtenir on agite, dans un flacon, du sang frais avec une petite quantité d'éther, et on abandonne le mélange dans de la glace fondante. L'hémoglobine se rassemble en cristaux sur les parois du flacon.

Hémoglobine soluble :

— Le Gendre —

De 1 à 2 ans.	0 gr. 20 à 0 gr. 30
De 3 à 5 ans. . . .	0 gr. 50 à 1 gr.
De 5 à 10 ans	1 à 2 gr.

Dans une potion légèrement alcoolisée à faire prendre à la fin du repas.

∴

Huile de cade vraie.—Huile obtenue par la distillation sèche du bois de Genévrier oxycèdre ou cade,

Juniperus oxycedrus. Liquide oléagineux d'une couleur brun rougeâtre, d'une odeur empyreumatique très forte, d'une saveur brûlante. — Parasiticide. Utilisé seulement à l'extérieur.

— BAZIN —

Axonge.	20 gr.
Huile de cade.	2 gr.

En onctions après l'épilation dans la pelade.

∴

Huile de foie de morue. — C'est un corps gras liquide retiré des foies de divers poissons du genre *Gadus* et surtout du *Gadus morrhua*, d'une odeur spéciale, d'une saveur peu agréable. Il existe trois variétés d'huile : 1° une huile légèrement colorée en jaune; c'est l'*huile de foie de morue blanche;* 2° une huile jaunâtre, d'une odeur beaucoup plus forte et d'une saveur plus âcre, c'est l'*huile de foie de morue demi-brune ou blonde;* 3° une huile noirâtre d'une odeur et d'une saveur très prononcées, c'est l'*huile de foie de morue brune.*

« Les différences de coloration de l'huile dépendent de son mode de fabrication.

« Les foies frais, chauffés vers 60 degrés au bain-marie, fournissent une huile qui, filtrée sur de la flanelle, constitue l'*huile blanche.* S'ils ne sont pas traités immédiatement, les foies subissent bientôt un commencement de fermentation ou plutôt d'autodigestion, qui n'est pas la fermentation putride ou ammoniacale sous l'action des bactéries, car la matière ne devient pas alcaline, ne rancit pas, mais devient très sensiblement acide. Alors, l'enveloppe des cellules hépatiques est détruite et liquéfiée en partie; les gouttelettes de graisse du tissu hépatique se saturent de plus en plus des produits colorés qui existent dans le foie; les ferments du parenchyme biliaire déterminent une action comparable à l'acidification lactique et butyrique de la chair après la cessation de la vie. Obtenue dans ces conditions, après quelques jours d'entassement des foies, l'*huile* est *blonde* ou *brune*, et doit sa teinte aux matières biliaires qu'elle a dissoutes.

« Il faut des jours, des semaines même, pour que les foies abandonnés à eux-mêmes subissent la fermentation putride dans les contrées où s'opère le travail. Il est donc certain que les huiles blondes ou brunes ne proviennent pas de foies altérés.

« Le résidu de ce premier traitement est soumis à des décoctions dans l'eau, par lesquelles on obtient une huile épaisse, noirâtre, rance, à odeur fétide, qui est employée à divers usages industriels et non à la pharmacie. » (Dr CH. MOUREU.)

« L'huile de foie de morue agit par ses corps gras, éminemment assimilables grâce à leur légère acidité et leur saponification partielle, qu'il faut attribuer à l'action des ferments hépatiques et à la dissolution dans ces huiles d'une certaine quantité de matières biliaires qui en rendent l'émulsionnement facile, surtout lorsqu'elle subit dans le tube digestif l'action du suc pancréatique.

« Ces corps gras sont des reconstituants énergiques des tissus par leur richesse en phosphates, en acide phosphoglycérique, en lécithines et en phosphore à l'état organique.

« On sait que, chez les phtisiques, les rachitiques, les scrofuleux, dans la plupart des cachexies, la désassimilation en sels de chaux, en phosphates de chaux surtout, est extrêmement puissante; l'huile de foie de morue fournit à l'économie le phosphore sous la forme où il existe dans le lait, l'œuf, le cerveau, la légumine, la nucléine, c'est-à-dire à l'état actif.

« Le brome et l'iode qui s'y trouvent en petites quantités concourent sans doute aussi à l'action reconstitutive.

« Enfin, les huiles de foie de morue agissent par l'acide morrhuique et par leurs alcaloïdes, dont un grand nombre, la butylamine, l'amylamine, et surtout la morrhuine, excitent le système nerveux, accélèrent la dénutrition, ainsi que l'indique l'accroissement considérable des quantités d'urine et de sueurs excrétées, et, corrélativement, augmentent l'appétit, comme on l'avait reconnu depuis longtemps, et comme l'ont démontré les expériences physiologiques directes faites avec les alcaloïdes extraits de ces huiles. L'observation des effets de ce médicament, telle qu'elle résulte de la pratique d'un grand nombre de médecins célèbres, reçoit ainsi une confirmation et une explication scientifiques. En particulier, les expériences de de Jongh, continuées pendant plus de six mois à l'hôpital sur deux lots de malades, aussi semblables que possible, en démontrant que l'efficacité des huiles colorées est incontestablement plus grande que celle des huiles incolores, suffiraient à prouver le rôle actif des alcaloïdes, qui ne se trouvent, en effet, que dans les huiles colorées. » (A. GAUTHIER et MOURGUES.)

De 0 à 6 mois . . .	mal supportée, abstention.	
De 6 mois à 15 mois	5 à 10 gr.	*pro die*
De 15 mois à 3 ans..	10 à 20 gr.	—
De 3 à 5 ans	20 à 40 gr.	—
De 5 à 10 ou 12 ans.	40 à 60 gr.	—

Administrer l'huile pure le matin à jeun après avoir fait rincer la bouche de l'enfant avec un peu de suc de citron étendu d'eau. Si l'huile est difficilement supportée, faire prendre à l'enfant immédiatement après l'ingestion un peu d'éther (FORSTER).

L'addition d'une faible quantité de créosote à l'huile de foie de morue en facilite la tolérance.

Huile de foie de morue	100 à 150 gr.
Créosote de hêtre.	0 gr. 25

On a proposé un grand nombre de préparations pour faciliter l'administration et l'assimilation de ce médicament :

— D'ESPINE ET PICOT —

℞	Huile de foie de morue.	ââ p. é.
	Sirop de quinquina	

M. s. a.

— VIGIER —

℞	Sucre de lait porphyrisé	25 gr.
	Huile de foie de morue.	20 gr.
	Carbonate de potasse.	1 gr.

Essence de menthe.	VI gouttes.
Essence d'amandes amères	II —

F. s. a.

— Jeannel —

℞ Eau distillée.	20 gr.
Huile de foie de morue.	10 gr.
Eau de menthe..	5 gr.
Bicarbonate de soude.	0 gr. 10

F. s. a.

— Duquesnel —

Huile de foie de morue ambrée . .	100 gr.
Essence d'eucalyptus.	1 gr.

⁂

Huile de ricin. — Huile incolore, visqueuse, d'une odeur faible, mais d'une saveur *sui generis* très désagréable. Extraite par expression à froid des graines du *Ric. communis*, plante de la famille des Euphorbiacées, cultivée en Europe, originaire des parties chaudes de l'Asie, de l'Afrique et de l'Amérique. Soluble en toutes proportions dans l'alcool à 90°. — Purgatif doux.

De 0 à 6 mois. . . .	2 à 4 gr.	d'huile de ricin.
De 6 à 15 mois. . . .	4 à 6 gr.	—
De 15 mois à 3 ans. .	6 à 8 gr.	—
De 3 à 5 ans.	8 à 15 gr.	—
De 5 à 10 ou 12 ans.	15 à 20 gr.	—

Dans du bouillon dégraissé ou dans une infusion de café. On peut formuler une des préparations suivantes pour rendre moins désagréable l'ingestion de l'huile de ricin.

— WIDERHOFER —

℞	Huile de ricin.	ãã p. é.
	Vin de Malaga.	

M.

— SOUBEIRAN —

℞	Huile de ricin.	ãã 1 partie.
	Eau de menthe poivrée.	
	Eau commune.	2 —
	Jaune d'œuf.	n° 1

F. s. a. une émulsion.

En lavement l'huile de ricin peut s'administrer à doses doubles, dans de l'eau de guimauve additionnée de miel.

∴

Hydrastis canadensis. — Plante de la famille des Renonculacées qui croît en Amérique. Le rhizome contient de l'hydrastine, de la berbérine et de la xanthopuccine. — Tonique, antipériodique, hémostatique.

Au-dessus de 12 ans, administrer V gouttes de teinture d'hydrastis canadensis 3 à 4 fois par jour dans une infusion de thé.

∴

Hydromel. — Mélange à parties égales de miel et d'eau. — Émollient, laxatif.

∴

Hyoscyamine. — Principe actif de la jusquiame,

cristallisé, blanc, inodore, amer, soluble dans l'eau chaude, l'alcool, l'éther, le chloroforme. L'hyoscyamine présente de grandes analogies avec les autres alcaloïdes des Solanées. — Antispasmodique, mydriatique.

Substance insuffisamment étudiée et ne possédant pas toujours la même intensité d'action.

A bannir de la thérapeutique infantile, car Empis a observé des accidents graves d'intoxication chez l'adulte après l'administration de 6 milligrammes d'hyoscyamine.

Contre-poisons : administrer l'eau iodurée après évacuation du contenu stomacal; puis thé, café.

∴

Hypnal ou **chloral antipyrine.** — Corps insipide que MM. Béhal et Choay ont obtenu par l'action du choral hydraté sur l'antipyrine. Ses cristaux incolores contiennent 55 p. 100 de chloral et 45 p. 100 d'antipyrine. Ce corps est très soluble dans l'alcool, peu dans l'eau. Il se décompose dans l'eau bouillante et devient insoluble. — Sédatif, hypnotique, analgésique.

De 0 à 15 mois . . .	abstention.
De 15 mois à 3 ans. .	
De 3 à 5 ans.	0 gr. 10 à 0 gr. 20
De 5 à 10 ou 12 ans. .	0 gr. 20 à 0 gr. 30

En plusieurs prises dans un peu de miel.

∴

Hypnone. — Liquide incolore, volatil, d'une odeur d'essence d'amandes amères, soluble dans l'alcool, l'éther, la glycérine et l'huile d'amandes douces, insoluble dans l'eau, obtenu par M. Friedel en faisant réagir le chlorure de benzoyle sur le zinc méthyle ou en distillant un mélange de benzoate et d'acétate de calcium (BOCQUILLON-LIMOUSIN). — Hypnotique.

Avant 10 ans.	abstention.
Au-dessus.	II à V gouttes.

Dans un looch, prudemment.

∴

Hypochlorite de soude ou Liqueur de Labarraque.

Chlorure de chaux sec.	1 partie.
Carbonate de soude cristallisé. .	2 —
Eau.	45 —

Désinfectant externe.

∴

Hyposulfite de soude. — Prismes incolores, rhomboïdaux, très solubles dans l'eau et insolubles dans l'alcool, d'une saveur amère désagréable.

De 0 à 15 mois. . . .	0 gr. 25 à 0 gr. 50
De 15 mois à 3 ans.. .	0 gr. 50 à 1 gr.
De 3 à 5 ans.	1 à 1 gr. 50.
De 5 à 10 ou 12 ans. .	1 gr. 50 à 2 gr.

Dans une potion.

∴

Hysope (*Hyssopus spicata*, plante de la famille des Labiées). — Stimulant.

Employée sous forme de tisane, une pincée en infusion dans une tasse d'eau.

I

Ichthyol ou sulfo-ichthyolate de sodium. — Sel obtenu par l'action de l'acide sulfurique concentré et d'une solution de soude sur une substance huileuse extraite d'une roche bitumineuse du Tyrol très riche en poissons fossiles. C'est une masse jaune brunâtre, graisseuse, d'une odeur désagréable d'une saveur salée et amère ; soluble en partie dans l'eau, l'éther, l'alcool, complètement dans un mélange d'alcool et d'éther ; miscible en toutes proportions aux huiles et aux graisses. — Anti eczémateux.

Ichthyol.	āā p. é.
Eau de cannelle	

De 0 à 15 mois . .	abstention.
De 15 mois à 3 ans	
De 3 à 5 ans. . . .	I à V gouttes de la sol. préc. *pro die*
De 5 à 10 ou 12 ans	V à XX — —

Dans une tasse de thé froid aromatisé avec du rhum.

Usage externe. — En pommade à la dose de 0 gr. 05 à 1 gramme pour 10 (Baginsky).

— Félix (de Bruxelles) —

Ichthyol.	3 gr.
Cérat camphré	15 gr.

Application d'une couche de cette pommade sur l'anthrax.

∴

Iode. — Métalloïde solide qui se présente sous la forme de lames amincies, d'une couleur métallique gris noirâtre, d'une odeur forte caractéristique, d'une saveur très âcre et très irritante, peu soluble dans l'eau, très soluble dans l'alcool et l'éther. — Antiscrofuleux.

Teinture d'iode

Iode	1 gr.
Alcool à 90°.	12 gr.

De 0 à 15 mois. .	abstention.		
De 15 mois à 3 ans	I à III gtes teinture d'iode		*pro die*
De 3 à 5 ans . . .	III à VI gouttes	—	—
De 5 à 10 ou 12 ans	VI à XV gouttes	—	—

Dans un verre d'eau sucrée.

Sirop iodotannique

Iode	2 gr.
Tanin	8 gr.
Sirop de ratanhia.	100 gr.
Sirop de sucre	880 gr.

20 grammes de ce sirop contiennent 4 centigrammes d'iode. (Form. des Hôp.)

De 0 à 15 mois . .	2 à 5 gr. sirop iodo-tannique	*pro*	*die*
De 15 mois à 3 ans.	5 à 10 gr.	—	—
De 3 à 5 ans. . . .	10 à 20 gr.	—	—
De 5 à 10 ou 12 ans	20 à 40 gr.	—	—

Étendu d'eau à faire prendre en trois fois dans la journée.

Sirop de raifort iodé du Codex

Iode	1 gr.
Alcool à 90°	15 gr.
Sirop de raifort composé	985 gr.

20 grammes de sirop de raifort iodé contiennent 2 centigrammes d'iode. On administre ce sirop de la même manière que le précédent, mais à doses doubles.

Usage externe. — La teinture d'iode est fréquemment employée en badigeonnage. Chez les très jeunes enfants, il sera prudent de l'étendre d'eau.

S'abstenir de badigeonnage sur les régions cardiaque, rénale ou autre de tout enfant albuminurique ou convalescent de scarlatine ou de diphtérie (J. Simon).

Bain iodé :

— J. Simon —

Iode..	5 gr.
Iodure de potassium.	10 gr.
Eau	250 gr.

Pour un bain ordinaire.

Injection d'iodure de potassium iodé :

— Guibourt —

Iode.	} àà	5 gr.
Iodure de potassium		
Alcool à 90°		50 gr.
Eau distillée.		100 gr.

5 à 10 grammes de cette liqueur en injection dans les cavités séreuses chez les enfants au-dessus de 10 ans (prudence extrême).

Substances incompatibles : nitrate d'argent, acides, alcalis végétaux, gommes, substances contenant de l'amidon, essence de thym (risques de projections).

Contre-poisons : amylacés.

⁂

Iodoforme ou triiodure de formyle. — Poudre jaune formée de petites lamelles brillantes, grasses au toucher, d'une odeur safranée pénétrante et persistante, d'une saveur non caustique ; insoluble dans l'eau, très soluble dans les huiles grasses et éthérées, soluble dans l'éther et l'alcool. — Antiscrofuleux, puissant antiseptique.

— Le Gendre —

De 1 à 2 ans. . .	0 gr. 05 à 0 gr. 10	iodoforme	*pro die*
De 3 à 5 ans . . .	0 gr. 10 à 0 gr. 20	—	—
De 5 à 10 ans. . .	0 gr. 20 à 0 gr. 30	—	—

En poudre, en pilules ou dans une solution alcoolique à prendre en plusieurs fois.

Usage externe. — Employé surtout comme antiseptique ; agit également comme anesthésique local.

Poudre d'iodoforme Q. s. pour recouvrir les petites plaies. Sur les plaies de grande dimension ou situées dans des points d'irrigation sanguine intense où l'absorption peut être rapide, employer une des deux préparations suivantes :

— Lucas-Championnière —

Iodoforme.	àà p. é.
Poudre de quinquina.	
Benjoin.	
Carbon. de magnésie saturé d'essence d'eucalyptus.	

— R. Nogué —

Iodoforme.	àà p. é
Salicylate de bismuth.	
Poudre de talc	

Collodion iodoformé :

— Moretin —

Iodoforme	0 gr. 50
Collodion élastique	10 gr.

Pommade iodoformée :

— R. Nogué —

Vaseline	30 gr.
Oxyde de zinc.	3 gr.
Iodoforme.	1 gr.

Solution d'éther iodoformé :

— Unna —

Ether sulfurique	100 gr.
Iodoforme	2 gr.
Cire jaune	0 gr. 20

Pour injection dans les trajets fistuleux.

L'éther iodoformé s'emploie aussi pour injection

dans les abcès froids après évacuation du pus; mais chez les enfants il se produit souvent ensuite du sphacèle.

— KRAUSE —

Iodoforme finement pulvérisé . .	50 gr.
Mucilage de gomme arabique . .	23 gr.
Glycérine.	83 gr.
Eau distillée, q. s. pour.	500 gr.

C'est une solution à 10 p. 100.

Gaïacol iodoformé :

Gaiacol.	5 gr.
Iodoforme.	2 gr.
Huile d'olive stérilisée.	100 gr.

Chez les enfants de 8 à 10 ans, injection de 20 à 30 grammes de cette solution. Ne pas dépasser 40 grammes (BROCA).

Substances incompatibles : nitrate d'argent.

∴

Iodol ou tétraiodure de pyrrol. — Obtenu en faisant agir une solution d'iode dans l'iodure de potassium sur le pyrrol qui provient de l'huile animale de Dippel; insoluble dans l'eau, soluble dans l'alcool, l'éther, le chloroforme, le vinaigre. C'est une poudre composée de prismes brillants, longs de plusieurs millimètres, d'un brun clair; elle noircit à la lumière et doit être conservée dans l'obscurité. — Antiseptique, anesthésique local.

Usage externe. — En poudre sur les plaies ou en pommade.

Solution pour injections :

— Mazzoni —

Iodol.	3 gr.
Alcool	35 gr.
Glycérine.	65 gr.

Pour injecter dans les abcès.

Son usage externe n'a donné lieu à aucun phénomène d'intoxication.

Substances incompatibles : nitrate d'argent, oxyde jaune de mercure.

∴

Iodure de fer, de mercure, de plomb. (Voir *Fer, Mercure, Plomb.*)

∴

Iodure de potassium. — Sel cristallisé en cubes incolores, d'une saveur âcre, très soluble dans l'eau. — Antisyphilitique.

De 0 à 15 mois .	0 gr. 05 à 0 gr. 20	d'iod. pot.	*pro die*
De 15 mois à 3 ans	0 gr. 20 à 0 gr. 50	—	—
De 3 à 5 ans . . .	0 gr. 50 à 1 gr. 50	—	—
De 5 à 10 ou 12 ans	1 gr. 50 à 3 gr.	—	—

Dans la potion suivante :

℞ Iodure de potassium	Q. s
Rhum	10 à 20 gr
Sirop d'écorce d'oranges.	80 gr.
Eau distillée, q. s. pour.	125 gr.

F. s. a.

Par cuillerées à bouche dans la journée.

M. E. Schoull (de Troyes) est arrivé à administrer l'iodure de potassium dans la méningite tuberculeuse à doses très élevées sans jamais observer d'accidents.

Chez un enfant de 18 mois jusqu'à 3 grammes par jour.

Chez une fillette de 3 ans, il administra le premier jour 1 gr. 50, en augmentant de 0 gr. 50 par jour, jusqu'au huitième jour, où on administra 5 grammes. Puis, par erreur, le lendemain la mère fit prendre à l'enfant dans l'espace de 15 heures, deux potions contenant chacune 5 grammes, soit 10 grammes d'iodure de potassium ainsi absorbés dans la journée.

L'enfant en prit ensuite 5 grammes par jour, pendant 5 jours encore.

Enfant de 5 ans, 5 grammes par jour.

Enfant de 6 ans, 5 grammes le premier jour, le lendemain 7 gr. 50. Le lendemain encore par erreur cet enfant prit 15 grammes d'iodure ainsi que le jour suivant. On le maintint ensuite pendant plusieurs jours encore à 5 grammes par jour.

Cependant malgré cette tolérance, il sera bon de s'en tenir aux doses classiques.

Usage externe. — Appliqué en pommade sur les engorgements ganglionnaires.

Pommade d'iodure de potassium :

Iodure de potassium	4 gr.
Axonge benzoïnée.	30 gr.

F. s. a.

Substances incompatibles : chloral, brome, acides,

sels minéraux, alcaloïdes, amidon, graisse rance, chlorate de potasse, bichlorure de mercure.

∴

Iodure de sodium. — Cristaux devenant humides à l'air, solubles dans l'eau et dans l'alcool.

De 0 à 15 mois. .	0 gr. 05 à 0 gr. 20	iodure sod.	*pro die*
De 15 mois à 3 ans	0 gr. 20 à 0 gr. 50	—	—
De 3 à 5 ans. . .	0 gr. 50 à 1 gr. 50	—	—
De 5 à 10 ou 12 ans	1 gr. 50 à 3 gr.	—	—

Dans une potion édulcorée avec du sirop d'écorces d'oranges amères.

L'iodure de calcium et l'iodure de lithium pourraient s'administrer aux mêmes doses.

∴

Ipécacuanha. — Racine du *Cephalis ipecacuanha*, plante de la famille des Rubiacées qui croit dans les forêts du Brésil. — A faible dose, nauséeux, expectorant; à dose plus élevée, vomitif.

SIROP D'IPÉCACUANHA

Extrait alcoolique d'ipéca	1 gr.
Eau distillée	8 gr.
Sirop de sucre	99 gr.

20 grammes de ce sirop égalent 20 centigrammes d'extrait d'ipéca.

M. Jules Simon prescrit ainsi l'ipéca :

Nouveau-né. . . .	0 gr. 20 de poudre d'ipéca.	
Jusqu'à 1 an. . .	0 gr. 30	— —
A partir de 1 an. .	0 gr. 50	— —
A partir de 2 ans. .	1 gr.	— —

Dans 30 grammes de sirop d'ipéca, à administrer par cuillerée à café de 5 en 5 minutes. Après chaque cuillerée à café, donner à l'enfant une gorgée d'eau tiède. Encore :

℞ Poudre d'ipéca.	0 gr. 20 à 1 gr.
Sirop de violette	30 gr.
Looch blanc du Codex	120 gr.

à prendre en trois fois à un quart d'heure d'intervalle.

A partir de 2 ans, on peut administrer la poudre d'ipéca pure dans de l'eau (J. Simon).

Comme expectorant, on peut prescrire les tablettes d'ipéca.

Tablettes d'ipéca :

— Soubeiran —

Poudre d'ipécacuanha.	1 gr.
Sucre très blanc pulvérisé. . . .	49 gr.
Gomme adragante.	1 gr.
Eau de fleurs d'oranger	Q. s.

A diviser en tablettes de 0 gr. 50 chacune ; chaque tablette contient environ 1 centigramme de poudre d'ipéca.

Sirop d'ipécacuanha composé ou sirop Désessart

Ipécacuanha concassé.	30 gr.
Feuilles de séné.	100 gr.
Serpolet	30 gr.

Fleurs de coquelicot.	125 gr.
Sulfate de magnésie.	100 gr.
Vin blanc.	750 gr.
Eau de fleurs d'oranger.	750 gr.
Eau bouillante	3000 gr.
Sucre blanc.	Q. s.

L'ipéca s'emploie fréquemment contre la dysenterie, soit par la voie buccale, soit par la voie rectale :

— A. Veillard —

Poudre d'ipéca	1 gr. 50
Faire bouillir 5 minutes dans eau	100 gr.

Filtrer et ajouter :

Laudanum de Sydenham.	II à IV gouttes.
Eau distillée de cannelle. . . .	10 gr.
Sirop de fleurs d'oranger	20 gr.

Par cuillerées à dessert, d'heure en heure, pour un enfant de 3 ans.

Par la voie rectale :

De 0 à 15 mois. . .	1 à 2 gr.	de racine	d'ipéca concassé.
De 15 mois à 3 ans. .	2 à 3 gr.	—	—
De 3 à 5 ans. . . .	3 à 5 gr.	—	—
De 5 à 10 ou 12 ans. .	5 à 10 gr.	—	—

En décoction dans 100 à 200 grammes d'eau pour deux lavements à administrer dans la journée, un le matin, un le soir, 2 heures avant les repas.

Substances incompatibles : tanin, acides végétaux.

J

Jaborandi. — Feuilles du *Pilocarpus pinnatus*, plante qui croît dans l'Amérique du Sud et d'où l'on a extrait un alcaloïde, la pilocarpine. — Sudorifique. (Voir *Pilocarpine*.)

∴

Jalap (*Exogonium jalapa*, Baillon). — Plante de la famille des Convolvulacées qui croît en Amérique. La racine du jalap contient une résine soluble, la jalapine, et une résine insoluble dans l'éther, la convolvuline. — Purgatif.

Poudre de racine de jalap :

De 0 à 15 mois. . .	0 gr. 10 à 0 gr. 15	*pro die.*
De 15 mois à 3 ans. .	0 gr. 15 à 0 gr. 30	—
De 3 à 5 ans. . . .	0 gr. 30 à 0 gr. 50	—
De 5 à 10 ou 12 ans .	0 gr. 50 à 1 gr.	—

La résine de jalap se prescrira à dose moitié moindre.

Émulsion purgative du Codex :

Résine de jalap.	Q. s.
Jaune d'œuf	N° 1/2
Sucre blanc.	15 gr.
Eau de fleurs d'oranger.	5 gr.
Eau commune.	60 gr

A faire prendre en une fois.

TEINTURE DE JALAP COMPOSÉE DU CODEX OU EAU-DE-VIE ALLEMANDE

Jalap.	20 gr.
Turbith végétal.	10 gr.
Scammonée d'Alep	80 gr.
Alcool à 60°	960 gr.

Avant 3 ans	abstention d'eau-de-vie allemande.	
De 3 à 5 ans. . . .	2 à 5 gr.	—
De 5 à 10 ou 12 ans. .	5 à 10 gr.	—

A faire prendre en une fois.

∴

Jujubes. — Fruits du jujubier (*Zizyphus vulgaris*), de la famille des Rhamnées. — Émollients.

Les jujubes entrent dans la composition des fruits béchiques ou pectoraux.

∴

Jusquiame (*Hyosciamus niger*). — Plante qui contient un alcaloïde, l'*hyoscyamine* (voir ce mot), de la famille des Solanées. — Narcotique.

Extrait de jusquiame :

— LE GENDRE —

De 0 à 1 an	abstention.
De 3 à 5 ans. . . .	0 gr. 01 à 0 gr. 03 d'extrait.
De 5 à 10 ans. . .	0 gr. 03 à 0 gr. 05 —

Sous la forme pilulaire en plusieurs fois.

La teinture de jusquiame s'emploie aux mêmes doses que la teinture alcoolique de belladone et de ciguë et, comme elles, à doses fractionnées (SIMON).

Usage externe. — Les feuilles de jusquiame entrent dans la fabrication du baume tranquille et de l'onguent populeum.

Liniment calmant :

— J. Simon —

Extrait de belladone	àà 2 gr.
Extrait de jusquiame	
Extrait de ciguë	
Chloroforme	10 gr.
Huile d'amandes douces ou glycér.	30 gr.

Substances incompatibles : mélanges qui dégagent du chlore et de l'iode.

Contre-poisons : eau iodurée après avoir fait vomir, vin, thé, café.

K

Kamala. — Retiré des fleurs de l'*Echinus Philippinensis*, de la famille des Euphorbiacées. — Poudre rouge, peu soluble dans l'eau bouillante ; contient une résine rouge soluble dans l'alcool et l'éther. — Tænifuge.

De 0 à 15 mois . . .	abstention.
De 15 mois à 3 ans.	—
De 3 à 5 ans. . . .	2 à 3 gr. de teint. de kamal.
De 5 à 10 ans . . .	3 à 6 gr. —

Dans une potion à faire prendre en une fois.

Képhyr. — Boisson obtenue en soumettant du lait de vache à l'action des grains de képhyr qui jouissent de la propriété d'exciter la fermentation.

⁂

Kermès minéral. — Mélange de trisulfure d'antimoine et d'oxyde d'antimoine, poudre rougeâtre, veloutée, insipide, insoluble dans l'eau. — Expectorant.

— Le Gendre —

De 0 à 15 mois . . .	abstention.
De 15 mois à 3 ans. .	—
De 3 à 5 ans. . . .	0 gr. 03 à 0 gr. 05
De 5 à 10 ou 12 ans. .	0 gr. 05 à 0 gr. 15

Dans un looch, par cuillerées à café, d'heure en heure.

M. Sevestre associe le kermès au benzoate de soude comme expectorant dans la broncho-pneumonie infantile.

℞ Kermès	0 gr. 05
Benzoate de soude. . . 0 gr. 50 à	1 gr.
Eau de laurier-cerise	3 gr.
Julep gommeux	100 gr.

F. s. a.

Une cuillerée à café toutes les 2 heures.

Les pastilles de kermès contiennent 1 centigramme de kermès.

Substances incompatibles : acides, sulfates et chlorures solubles, crème de tartre, bismuth.

⁂

Kola. — Graine du *Sterculia acuminata*, plante de la famille des Malvacées, qui croit au centre de l'Afrique. — Tonique du cœur, stimulant général.

De 0 à 15 mois. . .	X à XXX gtes de teint. de Kola.	
De 15 mois à 3 ans. .	1 à 2 gr.	—
De 3 à 5 ans. . . .	2 à 3 gr.	—
De 5 à 10 ou 12 ans .	3 à 5 gr.	—

Dans une potion ou un vin sucré.

∴

Koumis. — Boisson fermentée obtenue par la fermentation du lait de jument. — Tonique par ses qualités nutritives.

∴

Kousso. — Fleurs du *Brayera abyssinica*, plante de la famille des Rosacées, qui croit en Abyssinie, — Tænifuge.

De 0 à 15 mois. .	abstention.	
De 15 mois à 3 ans.		
De 3 à 5 ans. . . .	3 à 5 gr. poudre de kousso.	
De 5 à 10 ou 12 ans .	5 à 10 gr.	—

En infusion dans 100 grammes d'eau. Edulcorer avec du sirop d'écorces d'oranges amères et faire prendre en une seule fois.

L

Lactucarium. — Latex évaporé et séché de la laitue montée, obtenu par incision.

Le lactucarium français est tiré de la laitue officinale, *Lactuca sativa capitata*, et le lactucarium allemand de la laitue vireuse, *Lactuca virosa*. L'extrait du suc des tiges de laitue est souvent désigné sous le nom de thridace (SOUBEIRAN). — Sédatif peu énergique.

De 0 à 15 mois . . .	0gr.01 à 0gr.02	d'ext. de lactucarium
De 15 mois à 3 ans. .	0gr.02 à 0gr.03	—
De 3 à 5 ans. . . .	0gr.03 à 0gr.05	—
De 5 à 10 ou 12 ans. .	0gr.05 à 0gr.20	—

Dans une potion ou sous la forme pilulaire.

Le sirop de lactucarium du Codex est le sirop de lactucarium opiacé qui contient pour 20 gr. 1 centigramme d'extrait alcoolique de lactucarium et 5 milligrammes d'extrait d'opium. (Voir *Opium*.)

Substances incompatibles : les alcalins.

∴

Lait. — Le lait se compose des matières suivantes chez les différentes espèces animales :

	La femme.	La vache.	La chèvre.
Eau.	88,9	85,7	86,4
Eléments solides.	11,1	14,3	13,6
Caséine	3,9	4,8	3,4
Albumine	»	0,6	1,3

	La femme.	La vache.	La chèvre
Beurre	2,6	4,3	4,3
Sucre de lait. . .	1,4	4,0	4,0
Sels.	0,1	0,5	0,6

Dans l'allaitement artificiel le lait doit se donner aux doses suivantes :

— Bouchard —

	Par tetée.	En 24 heures.
1er jour (au maximum).	3 gr.	30 gr.
2e jour	15 gr.	150 gr.
3e jour.	40 gr.	400 gr.
4e et 5e jour	55 gr.	550 gr.
Jusqu'à 1 mois. . . .	60 gr.	600 gr.
2e et 3e mois	70 gr.	600 à 700 gr.
4e et 5e mois	100 gr.	700 à 800 gr.
6e mois.	120 gr.	800 gr.
7e mois et au delà. . .	150 gr.	900 gr.

Pour la quantité de lait à donner dans les 24 heures on pourra se guider sur le tableau suivant :

— Veillard —

	Lait.		Eau.		Par jour.				Par tetée.
1er jour.	20	+	60	=	80	:	12	=	7 gr.
2e jour.	40	+	120	=	160	:	12	=	14 gr.
3e jour.	120	+	360	=	480	:	10	=	48 gr.
4e jour	200	+	450	=	650	:	10	=	65 gr.
Jusqu'à 1 mois . .	300	+	400	=	700	.	10	=	70 gr.
2e et 3e mois . . .	500	+	300	=	800	:	10	=	80 gr.
4e et 5e mois . .	600	+	300	=	900	:	8	=	110 gr.
6e mois et au delà.	800	+	200	=	1000	:	6	=	160 gr.

Lait stérilisé. — La stérilisation du lait a pour but de détruire dans ce milieu éminemment favorable à la vie des microbes tous les germes vivants.

C'est surtout la chaleur qu'on emploie pour at-

10.

teindre ce but. «Les modes très divers suivant lesquels on applique la chaleur à la stérilisation du lait peuvent être ramenées à trois : l'application intensive qui met en œuvre des températures de 110° à 120° ou stérilisation proprement dite; le chauffage minimum à 75°, 80°, ou pasteurisation; et le procédé intermédiaire, qui emploie la température de 100° ou des températures très voisines.

« La première méthode est le seul moyen de tuer sûrement tous les germes et d'avoir un produit capable de se conserver longtemps.

« La pasteurisation tue les hôtes fragiles et respecte les espèces résistantes, elle supprime le danger lié aux microbes pathogènes proprement dits (y compris le bacille de la tuberculose, si la méthode est convenablement appliquée) et elle retarde les altérations fermentatives du lait en réduisant dans une large mesure le nombre des saprophytes.

« Le chauffage à 100° possède évidemment à l'égard des microbes une efficacité intermédiaire; sa puissance de stérilisation se mesure à sa durée d'application. Une courte ébullition du lait ne suffit certainement pas à détruire les spores résistantes; mais elle est largement suffisante à l'égard des microbes pathogènes et des ferments acides et elle réduit le nombre des germes présents dans une proportion considérable. On peut arriver à avoir une stérilisation complète en prolongeant le chauffage à 100° (le temps nécessaire pour cela variant beaucoup avec le degré d'impureté du lait, la nature et le nombre des spores présentes). Dans les limites où on le fait d'ordinaire (demi-heure à une heure) il donne une stérilisation éventuelle.

« Le chauffage à 100° se fait de manières diverses. Le lait est chauffé directement et porté à l'ébullition ou bien les récipients qui le contiennent sont plongés dans un bain à 100°. »

Voici la description des appareils utilisés dans le service de M. Budin, à la Maternité, appareils construits par l'habile ingénieur-mécanicien M. Gentile.

Chaque appareil se compose essentiellement d'un bain-marie en métal étamé ou en cuivre, de flacons gradués dont la contenance varie avec l'âge de l'enfant et d'obturateurs automatiques.

Le bain-marie variera de grandeur selon que l'on a besoin d'un nombre plus ou moins considérable de flacons; il existe pour les Maternités et les Crèches un modèle qui permet de stériliser 50 flacons à la fois. Le bain-marie est pourvu d'une sorte de grand panier percé de trous destiné à supporter les flacons et à les isoler des parois du vase.

Les flacons sont de petites bouteilles graduées par 25 grammes en cristal blanc et dont le goulot est disposé pour recevoir la tétine ; il existe 4 tailles de flacons correspondant aux contenances de 100, 150, 200 et 250 grammes.

Les obturateurs automatiques sont de petits disques de caoutchouc rouge pur, munis sur une des faces d'un appendice central.

Le disque s'applique sur le goulot des bouteilles rodé à l'émeri.

Outre ces appareils, la salle de stérilisation comprend encore des cristallisoirs dans lesquels doivent baigner continuellement les tétines; un verre gradué, un entonnoir en verre, un tour sur lequel est montée une brosse qui permet le nettoyage rapide des bouteilles, une pierre à évier avec écoulement d'eau, au-dessus de laquelle se trouve un robinet à eau de source, enfin des appareils à gaz.

Le lait parvient à la crèche tous les matins en flacons capsulés. Il est immédiatement stérilisé sous la surveillance de la directrice.

Pour cela, la personne chargée de la stérilisation verse dans les flacons au moyen de l'entonnoir en verre et du verre gradué la quantité de lait voulue, les recouvre d'un obturateur et les place dans le panier aux flacons; quand tous les flacons sont remplis, elle place chaque panier dans son bain-marie, puis elle verse dans ce dernier de l'eau froide jusqu'à une hauteur un peu inférieure à celle du lait. Elle recouvre le bain-marie et allume le gaz. Au bout de dix à quinze minutes, l'eau bout et on laisse l'ébullition se prolonger pendant quarante minutes; on éteint alors le gaz et on retire les paniers du bain-marie. On laisse les flacons de lait à l'air libre. Le refroidissement se produit graduellement et l'on voit peu à peu l'obturateur se déprimer à sa surface supérieure.

Lorsque le refroidissement est complet, la dépression doit être très notable.

Lorsque l'heure du repas des enfants est arrivée, la berceuse chargée de ce soin vient à la salle de stérilisation, prend les flacons un à un et s'assure que leur fermeture est toujours hermétique. Pour cela, il lui suffit de voir si l'obturateur présente toujours le creux qui s'était produit par le refroidissement après la stérilisation.

Elle place alors les flacons dans un petit appareil au bain-marie, dans lequel elle réchauffe le lait. Lorsqu'il lui semble assez chaud, elle retire le panier porte-bouteilles, enlève les obturateurs des bouteilles un à un, goûte le lait pour voir si la température est bonne et coiffe chaque bouteille d'une tétine en caoutchouc rouge qu'elle prend dans un des cristallisoirs.

Cette tétine qui y nage dans de l'eau boriquée doit être rincée dans de l'eau bouillie. Construite sur les indications du Dr Chavane par M. Gentile, elle diffère des modèles habituellement en usage en ce qu'elle est munie d'une prise d'air. L'ouverture qui donne issue au lait a la forme d'une fente triangulaire ; cette disposition ne permet pas au liquide de s'écouler lorsque l'enfant a cessé de téter. Sa forme a été étudiée pour en permettre l'adaptation à un flacon quelconque. Un peu au-dessus de la partie destinée à coiffer le goulot de la bouteille, est une cavité dont le fond est fendu sur une petite étendue : c'est la rentrée de l'air.

Lorsque l'enfant a bu, la berceuse enlève la tétine du flacon, la nettoie avec le plus grand soin et la place dans un cristallisoir plein d'eau boriquée ; elle procède ensuite au nettoyage non moins sérieux du flacon qu'elle replace ensuite dans un panier porte-bouteilles. Tous les flacons employés sont de nouveau nettoyés et lavés le matin avant l'arrivée du lait.

Pour que la stérilisation donne tout ce qu'on est en droit d'attendre d'elle, il faut qu'un certain nombre de conditions soient remplies.

Tout d'abord, il est indispensable que la personne chargée de la stérilisation ne fasse pas en même temps la cuisine, qu'elle soit vêtue proprement et surtout qu'elle ait les mains propres. Elle doit cesser son service à la moindre indisposition et surtout si elle est atteinte d'une affection contagieuse, fièvre éruptive, angine, etc., et ne le reprendre qu'avec l'autorisation du médecin.

Les bouteilles doivent être lavées et brossées avec le plus grand soin, leur propreté doit être absolue.

Il faut recommander à la personne chargée de ce lavage de ne jamais se servir de carbonate de soude, ni surtout du savon vert, dit savon de potasse, pour obtenir des bouteilles plus claires, cela peut être dangereux; nous venons en effet d'observer un cas d'empoisonnement, qui n'a pas eu de suites graves heureusement, uniquement dû à cette cause. Avant d'introduire le lait dans les bouteilles on doit les passer à l'eau bouillie.

Les obturateurs et les tétines doivent être lavés très minutieusement, aussitôt après usage, puis placés dans des cristallisoirs remplis d'eau boriquée; tous les trois ou quatre jours il est bon de les faire bouillir quelques minutes dans l'eau boriquée.

Il ne faut jamais donner à un enfant une bouteille dont l'obturateur ne serait pas resté déprimé de même que toute bouteille entamée est une bouteille hors d'usage dont il faut jeter le lait.

Enfin, on ne stérilisera que le nombre de bouteilles nécessaires pour la journée. Il faut autant que possible mettre les bouteilles de lait stérilisées à l'abri de la lumière et surtout du soleil; on les placera dans un lieu frais.

Il est bien entendu que la salle de stérilisation sera tenue en bon état de propreté; elle sera lavée tous les matins, avant l'arrivée du lait et le nettoyage définitif des bouteilles.

Telles sont les principales conditions à remplir quand on veut obtenir de bons résultats. Avec de la fermeté on peut arriver à les obtenir du personnel des crèches et maternités; à plus forte raison y réussit-on dans les familles où la surveillance est plus facile. (Dr Ad. OLLIVIER[1].)

Laits médicinaux. — On a cherché à utiliser la facile absorption et la digestibilité du lait pour y incorporer certaines substances. Tels les laits médicinaux de Chaumoncel qui contiennent différents phosphates rendus ainsi très facilement assimilables et pris par les jeunes enfants sans répugnance.

M. Descroizilles, médecin de l'hôpital des Enfants-

[1] *De l'organisation du service de la stérilisation du lait dans les crèches et maternités.* (*Ann. de la Policlinique de Paris*, janv. 1895.)

Malades, qui l'a expérimentée dans son service, s'exprime ainsi sur cette médication : « Le lait de la ferme de Chaumoncel que j'ai fait prendre journellement pendant plusieurs mois à un très grand nombre d'enfants de mon service est d'un goût très agréable et se digère aisément. Aucun des petites malades auxquels il a été offert n'a fait de difficulté pour l'accepter; tous ont semblé en éprouver un effet salutaire. Il est apte à rendre de grands services dans les cas de débilité infantile, d'athrepsie, de rachitisme, de cachexie de toute nature, dans l'albuminurie, la tuberculose, les affections cardiaques, et il doit être considéré d'ailleurs comme une ressource précieuse dans l'alimentation du jeune âge. »

Petit lait. — Liquide obtenu en versant dans du lait bouillant un acide ou de la présure qui en coagule la matière caséeuse.

Le petit lait renferme, par litre, 64 grammes de matières fixes ainsi décomposées : 54 grammes de lactine, 8 grammes de caséum dissous, 6 grammes de glycérine et de sels, phosphates de chaux, de soude, de potasse, de fer, etc., chlorure de sodium et de potassium. — Aliment laxatif et diurétique.

De 3 à 5 ans. . . . 20 à 50 gr. par jour.
De 5 à 10 ou 12 ans. . 50 à 100 gr. —

∴

Lanoline. — Substance molle, d'un gris jaune

clair, d'une odeur nulle, de réaction neutre, résultant de l'union avec l'eau d'une cholestérine extraite de la laine de brebis; s'unit avec la glycérine et est ainsi mélangée facilement avec tous les autres corps gras. Sensiblement absorbable par la peau.

Éteint le mercure. Ne rancit pas et n'irrite pas la peau. — Excipient.

∴

Laudanum de Sydenham ou Vin d'opium composé. — Liquide d'un brun jaune; d'une odeur vineuse dans laquelle domine l'arome du safran, d'une saveur spéciale peu désagréable. — Narcotique.

Composition du laudanum de Sydenham ou vin d'opium composé du Codex

Opium de Smyrne titré à 1/10 .	200 gr.
Safran incisé	100 gr.
Cannelle de Ceylan concassée . }	ãã 15 gr.
Girofle concassé. . . . . }	
Vin de Grenache	1600 gr.

Macération de 15 jours. On passe ensuite avec expression et on filtre à la chausse.

4 grammes de laudanum de Sydenham correspondent à 0 gr. 50 d'opium ou à 0 gr. 25 d'extrait.

Pour faire 1 gramme d'opium il faut XXXIII à XXXV gouttes (J. Simon). Chaque gramme correspond à XXVII gouttes et XX gouttes correspondent sensiblement à 0 gr. 05 d'extrait aqueux.

— J. SIMON —

De 0 à 6 mois. . .	1/2 goutte laudan. Sydenham		*pro die*
De 6 mois à 1 an. .	I goutte	—	—
De 1 à 2 ans . . .	II gouttes	—	—
Au-dessus de 2 ans.	III gouttes	—	—

Dans une potion de 90 grammes à prendre par cuillerées à café toutes les demi-heures.

M. Comby le prescrit à la dose d'une demi-goutte au-dessus de 6 mois, puis à la dose d'une goutte par année d'âge.

Le laudanum peut s'administrer en lavement chez les enfants dans 60 à 80 grammes de véhicule.

— LE GENDRE —

De 1 à 2 ans .	I à III gouttes laudan. Sydenham		en lavem.
De 3 à 5 ans .	V à X gouttes	—	—
De 5 à 10 ans.	X à XXX gouttes	—	—

Usage externe. — Peut être répandu par grammes sur des cataplasmes, dans des pommades, des liniments (J. SIMON).

Laudanum de Rousseau ou vin d'opium par fermentation, contient, pour 4 grammes, 1 gramme d'opium ou 0 gr. 50 d'extrait d'opium.

A rejeter de la thérapeutique infantile.

∴

Laurier (*Laurus nobilis*). — Plante de la famille des Laurinées dont on extrait une huile volatile,

5° ℞ Résorcine . . . . 0 gr. 50 à 1 gr.
Eau . . . . 150 à 500 gr.
M.

6° Hyposulfite de soude. 5 à 20 gr.
Eau . . . . 150 à 500 gr.
M.

7° ℞ Naphtol β . . . . 0 gr. 20
Eau . . . . 1000 gr.

Faire bouillir; filtrer; donner avec cette eau naphtolée un lavement de 150 à 500 grammes.

Lavements purgatifs

— J. Simon —

℞ Sulfate de soude . . . . 15 gr.
Follicules de séné. . . . . 5 gr.
Miel de mercuriale . . . . 30 gr.

Lavement n° 1.

— Maurin —

℞ Jaune d'œuf . . . . N° 1
Huile de colza. . . . . 30 gr.

Battez et émulsionnez dans :
Eau de lin . . . . 250 gr.

℞ Sulfate de soude. . . . . 30 gr.
Eau . . . . 250 gr.
M.

Lavement au chlorure de sodium :
Chlorure de sodium.. . . . . . 8 à 10 gr.

Irrigation intestinale. — L'appareil se compose soit d'un entonnoir, soit d'un vase quelconque en caoutchouc ou en métal d'une contenance de 1 à 2 litres en communication avec un tuyau en caoutchouc long de 1 à 2 mètres, muni à son extrémité libre d'un robinet. A ce robinet vient s'adapter un tube intestinal flexible de la grosseur d'une sonde n° 14.

Le petit malade est couché sur le dos, le bassin fortement élevé et les cuisses fléchies sur le ventre. La sonde bien huilée peut pénétrer jusqu'à 4 et 5 centimètres dans le rectum ; puis, dès qu'une certaine quantité de liquide occupe l'intestin, une légère pression fait entrer le tube jusqu'à 15 centimètres, l'injection est poussée graduellement, d'abord lentement puis en élevant peu à peu la pression. Dès que l'enfant se plaint on arrête un instant.

Si on veut pousser le liquide jusqu'à la valvule iléo-cæcale ou obtenir une dilatation de l'intestin, se servir de l'obturateur d'Oser. C'est un cône tronqué en caoutchouc mou, percé à son centre d'une ouverture pour laisser passer le tube intestinal. Introduit dans l'anus il s'oppose absolument à la sortie du liquide.

D'après Rotsch, une pression de 12 à 13 centimètres serait suffisante pour pousser le liquide jusque dans l'œsophage (expériences cadavériques).

Quantité de liquide :

Nouveau-né pesant plus de 3 kilog.	3 à 500 gr.
Dans les quatre premiers mois . . .	6 à 700 gr.
Au-dessus.	1 litre.

Nature des liquides. — Solutions employées selon le but proposé :

niques à une substance amère, l'acide tétrarique.— Analeptique.

Pâte de lichen :

— Soubeiran —

Lichen d'Islande	500 gr.
Gomme arabique	2500 gr.
Sucre.	2000 gr.
Eau de fleurs d'oranger.	125 gr.
Eau filtrée	Q. s.

On emploie le lichen privé de son principe amer.

Il existe une *pâte de lichen opiacée* qu'il ne faut pas confondre avec la précédente et qui contient 0 gr. 03 d'extrait d'opium pour 100 grammes.

∴

Lierre terrestre (*Glechoma héderacea*). — S'emploie sous forme de tisane à la dose d'une pincée pour une tasse d'eau bouillante qu'on sucre à volonté. — Légèrement stimulante.

∴

Limonade. — Il en existe de plusieurs sortes :

Limonade commune :

Citrons.	n° 2
Sucre.	50 gr.
Eau froide	1000 gr.

Limonade salicylique :

Acide salicylique	0 gr. 50
Sirop de limons.	50 gr.
Eau.	1000 gr.

Limonade purgative :

Acide citrique.	11 gr.
Magnésie carbonatée	8 gr.
Sirop de limons.	40 gr.
Eau	150 gr.

Pour obtenir la limonade gazeuse on emploie 2 grammes de carbonate de magnésie par 2 grammes de bicarbonate de soude que l'on introduit dans la bouteille au moment de la boucher (enfant de 12 à 15 ans).

Limonade purgative au citrate de magnésie (Codex) :

Acide citrique	30 gr.
Carbonate de magnésie	18 gr.
Eau distillée	300 gr.
Sirop de sucre	100 gr.
Alcoolature de citron.	1 gr.

Pour la rendre gazeuse, on remplace 2 grammes de carbonate de magnésie par 2 grammes de bicarbonate de soude.

Limonade sèche au citrate de magnésie Rogé (Codex):

Magnésie calcinée.	3 gr.
Hydrocarbonate de magnésie . .	3 gr.
Acide citrique.	15 gr.
Sucre blanc.	30 gr.
Alcoolat de zeste de citron. . . .	0 gr. 50

Limonade au tartrate de soude :

Acide tartrique.	25 gr.
Bicarbonate de soude.	25 gr.
Sirop de limons.	60 gr.
Eau	Q. s.

La moitié de cette dose pour un enfant de 12 à 15 ans.

∴

Lin (*Linum usitatissimum*). — Plante de la famille des Linées. — On emploie la farine de graine de lin comme émollient.

L'huile de lin peut s'administrer aux enfants comme purgatif léger à la dose d'une cuillerée à café.

∴

Liniment ammoniacal du Codex. — Antirhumatismal.

Huile d'amandes douces.	90 gr.
Ammoniaque.	10 gr.

M. s. a.

Liniment ammoniacal camphré du Codex. — Antirhumatismal.

Huile camphrée.	90 gr.
Ammoniaque.	10 gr.

M. s. a.

Liniment calcaire ou oléo-calcaire ou Savon calcaire du Codex. — Contre les brûlures.

Eau de chaux.	90 gr.
Huile d'amandes douces.	10 gr.

Liniment de Rosen (Codex). — Stimulant.

Alcoolat de genièvre.	90 gr.
Essence de girofle.	ãã 5 gr.
Huile de muscade.	

M. s. a.

Liniment saccharo-calcaire ou glycéré de sucrate de chaux (LATOUR). — Contre les brûlures.

Huile d'olive	20 gr.
Glycéré de sucrate de chaux. . .	10 gr.
Eau	10 gr.

* * *

Liqueur de Fowler. — Liquide incolore, inodore, sans saveur.

Composition de la liqueur de Fowler :

Acide arsénieux.	5 gr.
Carbonate de potasse.	5 gr.
Eau distillée	500 gr.
Alcool de mélisse composé . . .	15 gr.

Un gramme de liqueur de Fowler ou XX gouttes représentent 1 centigramme d'acide arsénieux à l'état d'arsénite de potasse. II gouttes représentent 1 milligramme.

De 0 à 15 mois. . . .	abstention.		
De 15 mois à 3 ans. .			
De 3 à 5 ans	II à V gouttes *pro die*		
De 5 à 10 ou 12 ans. . .	V à X	—	—

Dans une potion, à prendre par cuillerées à café dans la journée.

— LE GENDRE —

De 1 à 3 ans	I à II gouttes *pro die*		
De 3 à 5 ans.	III à X	—	—
De 5 à 10 ans	X à XV	—	—

A faire prendre en solution étendue.

Liqueur de Pearson. — Autre préparation arsenicale dont la composition est la suivante.

Liqueur de Villate.—S'emploie pour modifier les trajets fistuleux. Sa composition est la suivante :

Acétate de plomb liquide	12 gr.
Sulfate de zinc	ãã 6 gr.
Sulfate de cuivre	
Vinaigre blanc de vin.	80 gr.

∴

Lithine. — Le carbonate de lithine est une poudre blanche cristalline, peu soluble dans l'eau pure soluble dans l'eau chargée d'acide carbonique. — Antigoutteux.

De 0 à 15 mois. . .	abstention.
De 15 mois à 3 ans.	
De 3 à 5 ans	0 gr. 02 à 0 gr. 05
De 5 à 10 ou 12 ans. .	0 gr. 05 à 0 gr. 15

Dans une grande quantité d'eau.

— GARROD —

Posologie adulte. . . 0 gr. 05 à 0 gr. 30 *pro die*

L'eau de Vals (source Magdeleine) contient des proportions notables de lithine.

∴

Lobelia inflata. — Plante de la famille des Lobéliacées, dont Moncorvo recommande la teinture contre l'asthme des enfants. Cet auteur a pu prescrire la teinture de lobelia à la dose de 8, 10, 12 et même 15 grammes chez de jeunes sujets (*Rev. Mens. des Mal. de l'Enf.*, janvier 1889).

Malgré cela, nous recommandons, dans l'administration aux enfants de ce médicament dont le principe actif et les propriétés physiologiques sont inconnues, la plus extrême prudence.

Baginsky la prescrit en poudre à la dose de 0 gr.03 à 0 gr. 10, la dose minima étant indiquée pour les nourrissons. En infusion il prescrit 0 gr. 30 à 1 gr. 50 pour 100.

Quant à la teinture de lobelia, Baginsky en donne de 0 gr. 05 à 0 gr. 50 plusieurs fois par jour, jusqu'à 0 gr. 10 par dose et de 1 gr. 50 par jour.

Teinture de lobelia :

Lobelia inflata.	100 gr.
Alcool à 85°	500 gr.

Macération de 8 jours.

∴

Looch blanc du Codex :

Amandes douces	30 gr.
Amandes amères	2 gr.
Sucre blanc.	30 gr.
Eau de fleurs d'oranger.	10 gr.
Eau commune.	120 gr.
Poudre de gomme adragante . .	0 gr. 5

Ce looch pèse 150 grammes. En formulant looch blanc du Codex n° 1, le pharmacien prépare et délivre ce looch de 150 grammes. Quand on ordonnera une quantité plus faible, on formulera : looch blanc du Codex, 45 grammes, 55 grammes, etc.

∴

renferme une essence légèrement verdâtre et un principe amer particulier, la maticine.—Astringent, hémostatique.

Feuilles de matico.	10 gr.
Eau bouillante	1000 gr.

Faire infuser.

De 0 à 15 mois. . .	5 à 30 gr.	infusion précéd.	*pro die*
De 15 mois à 3 ans	30 à 50 gr.	—	—
De 3 à 5 ans. . .	50 à 150 gr.	—	—
De 5 à 10 ou 12 ans.	150 à 300 gr.	—	—

∴

Mauve. — Feuilles et fleurs de la grande mauve, ou mauve sauvage, *Malva sylvestris*, et de la petite mauve ou *Malva rotundifolia*, plantes de la famille des Malvacées. — Béchique, émollient.

∴

Mélèze (*Larix Europæa*).— Arbre qui produit la térébenthine qui, d'après le Codex français, doit être regardée comme officinale. (Voir *Térébenthine.*)

∴

Mélilot (*Melilotus officinalis*). — Plante de la famille des Légumineuses dont on utilise les sommités fleuries. Celles-ci contiennent une huile volatile identique à la coumarine retirée de la fève tonka. — Employé comme résolutif dans les inflammations de la conjonctive, sous la forme d'infusion ou d'eau distillée de Mélilot.

∴

Mélisse (*Melissa officinalis*). — Plante de la famille des Labiées. — Stimulant, diaphorétique.

EAU DE MÉLISSE DES CARMES OU ALCOOLAT DE MÉLISSE COMPOSÉ

Mélisse fraîche en fleurs.	900 gr.
Zeste frais de citron	150 gr.
Cannelle de Ceylan.	àà 80 gr.
Girofle.	
Muscade.	
Coriandre.	àà 40 gr.
Racine d'angélique.	
Alcool à 80°.	5000 gr.

De 0 à 15 mois. . .	1 à 2 gr.	d'alcool. de mélisse *pro die*
De 15 mois à 3 ans	2 à 5 gr.	— —
De 3 à 5 ans. . .	5 à 10 gr.	— —
De 5 à 10 ou 12 ans.	10 à 20 gr.	— —

Dans une potion, par cuillerées à café.

∴

Menthe. — Plante de la famille des Labiées dont on utilise les variétés suivantes : *mentha piperita*, *mentha crispa*, *mentha aquatica*. — Excitant.

Eau distillée de menthe poivrée

Sommités récentes de menthe poivrée. . . . . 1000 gr.

Eau q. s. pour obtenir par la distillation à la vapeur 1000 gr. du produit.

Sirop de menthe poivrée

Eau distillée de menthe poivrée. .	100 gr.
Sucre blanc	190 gr.

De 0 à 15 mois. . .	2 à 5 gr. d'eau distillée de menthe		
De 15 mois à 3 ans	5 à 10 gr.	—	—
De 3 à 5 ans. . . .	10 à 15 gr.	—	—
De 5 à 10 ou 12 ans.	15 à 20 gr.	—	—

Dans une potion. Le sirop de menthe poivrée pourra être administré à dose double et triple.

∴

Menthol. — Sorte de camphre cristallisé en prismes transparents qui se sépare de l'essence de menthe du Japon par un abaissement suffisant de la température ; très peu soluble dans l'eau, très soluble dans l'alcool, l'éther, les huiles grasses. — Antiseptique pour l'usage externe.

∴

Ményanthe ou trèfle d'eau (*Menyanthes trifoliata*). — Plante de la famille des Gentianées, qui entre dans la composition du sirop antiscorbutique. — Tonique.

∴

Mercure. — Seul métal connu qui se trouve à l'état liquide à la température ordinaire. Densité 13,595. Bout à 350°, se solidifie à — 40°.

Pommade mercurielle ou onguent napolitain, onguent mercuriel double

Axonge benzoïnée.	46 gr.
Mercure.	50 gr.
Cire blanche.	4 gr.

Pommade mercurielle simple ou onguent gris

Pommade mercurielle double. . .	125 gr.
Axonge benzoïnée	375 gr.

L'onguent napolitain et l'onguent gris s'emploient en frictions chez les bébés et les enfants (syphilitiques) à la dose d'une quantité évaluée au volume d'un gros pois pour chaque région frictionnée (J. Simon).

L'onguent napolitain en frictions à la dose de 1 à 2 grammes chez l'enfant qui n'a pas encore de dents est bien supporté (Fournier).

Emplatre de Vigo cum mercurio

Emplâtre simple.	200 gr.
Mercure.	60 gr.
Styrax liquide purifié.	30 gr.
Cire jaune.	ââ 10 gr.
Poix résine purifiée	
Térébenthine du mélèze.	
Gomme ammoniaque purifiée. .	ââ 3 gr.
Oliban.	
Bdellium.	
Myrrhe	
Safran.	2 gr.
Essence de lavande	1 gr.

Sulfate de magnésie ou sel de Sedlitz, sel d'Epsom. — Poudre cristalline blanche, inodore, d'une saveur amère. — Purgatif.

De 0 à 15 mois	abstention.
De 15 mois à 3 ans.	2 à 5 gr.
De 3 à 5 ans	5 à 10 gr.
De 5 à 10 ou 12 ans.	10 à 20 gr.

Dans une potion ou dans du bouillon d'herbes.

— TROUSSEAU —

Sulfate de magnésie.	15 gr.
Infusion de café.	100 gr.
Sirop de sucre	30 gr.

Pour un enfant de 6 à 7 ans. La saveur amère du sulfate de magnésie est fortement atténuée par le café.

⁂

Manne. — Suc qui s'écoule des incisions faites sur diverses espèces de frênes. Le suc qui s'écoule au mois de juillet se concrète en fragments allongés d'un blanc jaunâtre, c'est la *manne en larmes;* dans l'arrière-saison ce produit est plus mou et constitue la *manne en sorte.* — Laxatif léger.

De 0 à 15 mois. . .	5 à 10 gr.	manne en larmes.
De 15 mois à 3 ans.	10 à 15 gr.	—
De 3 à 5 ans. . . .	15 à 20 gr.	—
De 5 à 10 ou 12 ans.	20 à 30 ou 40 gr.	—

Dans une tasse de lait.

⁂

Mannite. — Principe immédiat caractéristique de

la manne, incolore, cristallisé en prismes rhomboïdaux, inodore et d'une saveur sucrée et agréable; facilement soluble dans l'eau. — Purgatif.

De 0 à 15 mois . . .	0 gr. 05 à 0 gr. 20
De 15 mois à 3 ans. .	0 gr. 20 à 0 gr. 40
De 3 à 5 ans.	0 gr. 40 à 1 gr.
De 5 à 10 ou 12 ans .	1 gr. à 5 gr.

Dans une potion.

— Widerhofer —

Mannite cristallisée.	0 gr. 40
Eau chaude.	40 gr.

Une cuillerée à café toutes les demi-heures chez les enfants nouveau-nés.

∴

Maté (*Ilex paraguayensis*). — Plante de la famille des Ilicinées. — Médicament d'épargne, tonique. Les feuilles renferment de la matéine, substance identique à la théine et à la caféine.

De 0 à 15 mois . . .	abstention.		
De 15 mois à 3 ans .	1 à 2 gr.	infusion	dans 1 litre d'eau.
De 3 à 5 ans. . . .	2 à 5 gr.	—	—
De 5 à 10 ou 12 ans.	5 à 10 gr.	—	—

Par tasses, en plusieurs fois.

∴

Matico. — Feuilles du *Piper angustifolium*, sorte de poivrier de l'Amérique méridionale. Odeur de cubèbe et de menthe à la fois, saveur âcre et amère,

Lupulin. — Petites glandes jaunes qui se trouvent dans les cônes du houblon, *Humulus lupulus;* ces cônes sont formés par la réunion de bractées portant à leur aisselle des fleurs femelles; ces fleurs et la base des bractées sont recouvertes de lupulin. Il existe dans le lupulin une huile volatile. — Sédatif.

De 0 à 15 mois. .	abstention.
De 15 mois à 3 ans	
De 3 à 5 ans . . .	0 gr. 05 à 0 gr. 10 poud. lupul. *pro die*
De 5 à 10 ou 12 ans	0 gr. 10 à 0 gr. 30 — —

Mêlé à du sucre, en plusieurs prises.

∴

Lycopode (*Lycopodium clavatum*). — Plante de la famille des Lycopodiacées dont on utilise les spores. Poudre très fine, d'un jaune pâle, extrêmement inflammable (Soubeiran). — Employé pour poudrer les surfaces suintantes.

∴

Lysol. — Pâte molle obtenue par la coction d'un mélange de goudron de houille, de graisse, d'alcali et de résine. Soluble dans l'eau. — Antiseptique.

S'emploie pour l'usage externe en solution à 1 ou 3 pour 100. Employé en solution concentrée, il est caustique.

M

Magnésie calcinée. — Poudre blanche, insipide, peu soluble dans l'eau, préparée en calcinant la magnésie blanche du commerce ou hydrocarbonate de magnésie. — Antiacide, laxatif.

De 0 à 15 mois	1 à 2 gr.
De 15 mois à 3 ans	2 à 3 gr.
De 3 à 5 ans.	3 à 4 gr.
De 5 à 10 ou 12 ans.	4 à 5 gr.

Dans de l'eau très sucrée ou dans du lait.

Lait de magnésie :

— MIALHE —

Magnésie calcinée.	1
Eau pure.	8
Eau de fleurs d'oranger.	1

Chaque cuillerée à bouche contient 2 grammes de magnésie.

Citrate de magnésie. — Est employé sous forme de limonade :

De 0 à 15 mois. . .	1 à 2 gr.	de citrate	de magnésie.
De 15 mois à 3 ans	2 à 3 gr.	—	—
De 3 à 5 ans	3 à 5 gr.	—	—
De 5 à 10 ou 12 ans	5 à 10 ou 15 gr.	—	—

Dans une limonade ou une potion telle que la suivante :

℞ Citrate de magnésie	Q. s.
Sirop de cerises ou de framboises.	40 gr.
Eau distillée.	60 gr.

F. s. a.

Sparadrap de Vigo

Emplâtre de Vigo	Q. s.
Huile d'olive	Q. s.

Faire fondre et étendre sur un calicot écru. Comme résolutif sur les boutons d'acné.

Deutochlorure de mercure ou sublimé corrosif ou bichlorure de mercure. — Poudre cristalline, incolore, inodore, d'une saveur âcre et métallique, obtenue par la double décomposition sous l'influence de la chaleur du sulfate mercurique et du chlorure de sodium; peu soluble dans l'eau, plus soluble dans l'alcool. — A l'intérieur, antisyphilitique; à l'extérieur, antiseptique puissant.

Solution officinale de deutochlorure de mercure ou liqueur de Van Swieten

Deutochlorure de mercure	1 gr.
Alcool à 80°.	100 gr.
Eau distillée.	900 gr,

Dix grammes de liqueur de van Swieten contiennent 1 centigramme de sublimé. Un gramme ou XX gouttes = 1 milligramme de sublimé (J. Simon).

De 0 à 2 ans. . .	X à XL gouttes liq.	Van Swieten	*pro die*
De 2 à 3 ans. . .	XL à LX —	—	—
De 3 à 7 ans. . .	LX à C —	—	—
De 7 à 10 ans . .	1 cuillerée à café	—	—
De 10 à 15 ans. .	2 à 4 cuill. —	—	—

Dans une solution aqueuse à administrer en quatre fois ou dans du lait.

Le biiodure de mercure entre dans la composition du sirop de Gibert.

Sirop de Gibert

Biiodure de mercure.	0 gr. 10
Iodure de potassium	5 gr.
Eau distillée.	5 gr.
Sirop de sucre blanc.	250 gr.

Le sirop de Gibert contient par cuillerée à bouche 1 centigramme de biiodure et 50 centigrammes d'iodure de potassium.

— Le Gendre — J. Simon —

Au-dessous de 1 an.	1/3 à 1/2 cuill. à café	sirop Gibert	pro die
A 2 ans	1 cuillerée à café	—	
De 3 à 5 ans . . .	2 à 3 cuillerées à café	—	
De 5 à 10 ans . . .	1/2 à 1 cuill. à soupe	—	

En plusieurs fois dans une potion.

Usage externe. — Le sublimé trouve de nombreuses applications externes dans la thérapeutique infantile.

Pour le lavage des plaies on pourra le prescrire en solution au 1/1000 ou au 1/2000.

Sublimé corrosif.	0 gr. 25 à 1 gr.
Acide tartrique	1 gr.

par litre d'eau distillée ou contre le prurigo en lotions chez les enfants déjà un peu âgés sous la forme suivante pure ou étendue d'eau :

Liqueur de Gowland

Sublimé corrosif.	0 gr. 80
Sel ammoniac	3 gr.
Amandes amères.	90 gr.
Eau distillée.	500 gr.

Composition de la liqueur de Pearson :

Arséniate de soude.	0 gr. 05
Eau distillée	30 gr.

XII gouttes de liqueur de Pearson contiennent 1 milligramme d'arséniate de soude.

— LE GENDRE —

De 1 à 2 ans. .	V à X gtes liqueur de Pearson	*pro die*	
De 3 à 5 ans. .	XV à XX gtes	—	—
De 5 à 10 ans. .	XX à XL gtes	—	—

Ne pas oublier que la liqueur de Pearson de la Pharmacopée anglaise contient *dix fois plus d'arséniate* que la solution du Codex français.

Contre-indications : manifestations aiguës et prurigineuses de la peau ; poussées subaiguës dans les dermatoses chroniques.

Substances incompatibles : astringents, sels de chaux, sulfhydrates, sels métalliques.

Contrepoisons : vomitif, puis hydrate de peroxyde de fer, magnésie calcinée, eau de chaux, huile d'olives. (Voir *Arsenic.*)

Liqueur d'Hoffmann ou Éther sulfurique alcoolisé; est ainsi composé :

Ether rectifié du commerce . .	āā 100 gr.
Alcool à 90°	

De 0 à 15 mois. . .	I à III gouttes liq. d'Hoffman	*pro die*	
De 15 mois à 3 ans.	III à X gouttes	—	—
De 3 à 5 ans. . . .	X à XV gouttes	—	—
De 5 à 10 ou 12 ans.	XV à XX gouttes	—	—

Dans une potion, par cuillerées à café.

Liqueur de Labarraque ou hypochlorite de soude. — Liquide ainsi composé :

Chlorure de chaux sec.	100 gr.
Carbonate de soude cristallisé. .	200 gr.
Eau commune	1500 gr.

La liqueur de Labarraque s'emploie pure ou étendue d'eau pour désinfecter les plaies. Roux la recommande pour les irrigations pharyngées dans l'angine diphtérique, comme adjuvant du traitement par le sérum antitoxique.

Liqueur de van Swieten ou deutochlorure de mercure en solution est ainsi composée :

Deutochlorure de mercure (sublimé corrosif)	1 gr.
Alcool rectifié	100 gr.
Eau pure.	900 gr.

1 gramme ou XX gouttes contiennent 1 milligramme de bichlorure.

— J. Simon —

De 0 à 1 an	XX à XXX gouttes	*pro die*
A 2 ans.	XL à LX —	—
De 3 à 7 ans. . . .	1 cuillerée à café	—
De 10 à 15 ans. . .	2 à 4 cuillerées à café	—

Dans du lait, à faire prendre à l'enfant en quatre doses.

Substances incompatibles : albumine, tanin, sels alcalins et métalliques, composés cyaniques.

En pulvérisations pharyngées dans l'angine diphtérique aux doses suivantes:

Au-dessus de 2 ans.	solut. de sublimé	à 1/4000 ou 1/3000
Entre 2 et 6 ans. . .	—	à 1/2000
Au-dessus de 6 ans .	—	à 1/1000

La quantité de liquide employée à chaque pulvérisation ne dépassant pas 4 grammes (RICHARDSON).

On l'a enfin recommandé récemment en badigeonnages répétés 2 à 3 fois par jour dans l'angine diphtérique à la dose suivante :

— GOUBEAU — MOIZARD —

Sublimé corrosif.	1 gr.
Glycérine	20 à 30 gr.

Enfin sous forme de bains généraux :

— D'ESPINE et PICOT —

Sublimé corrosif.	0 gr. 50 à 2 gr.
Alcool.	30 gr.

A mettre dans l'eau de bain. Durée du bain 10 minutes ou 1/4 d'heure. Contre-indiqué s'il y a des ulcérations des téguments.

Oxyde rouge de mercure ou précipité rouge. — Employé exclusivement pour les pommades ophtalmiques.

POMMADE AU PRÉCIPITÉ ROUGE DU CODEX

Vaseline.	15 gr.
Précipité rouge porphyrisé. . . .	1 gr.

Une friction par jour sur le bord libre des paupières avec gros comme une tête d'épingle de cette pommade.

Protochlorure de mercure ou chlorure mercureux, mercure doux, calomelas, calomel (sel incolore, inodore, insipide, insoluble dans l'eau et dans l'alcool). — A dose assez forte, purgatif; à doses fractionnées, altérant.

Suivant le mode de préparation mis en usage pour le préparer, ce sel se présente sous trois formes :

1° Mercure doux cristallisé (inusité).

2° Calomel à la vapeur. (Voir *Calomel.*)

3° Précipité blanc, poudre qui se tasse et se grumelle, tandis que le calomel à la vapeur présente un caractère cristallin. (Inusité à l'intérieur. Employé quelquefois en pommade pour l'usage externe.)

Précipité blanc	0 gr. 50
Beurre de cacao.	50 gr.

Sulfure noir de mercure ou éthiops minéral. — Mélange de mercure métallique, de sulfure mercurique et de soufre. — Médicament infidèle.

Sulfure mercurique ou **deutosulfure de mercure** ou **cinabre.** — Inusité à l'intérieur.

Salicylate de mercure. — Corps pulvérulent blanc, inodore, insipide, insoluble dans l'eau et dans l'alcool. — Antiseptique aussi actif que le sublimé et non irritant.

— Vacher —

Sublimé	1 gr.
Salicylate de soude.	2 gr.
Eau.	1000 gr.

Pour l'usage externe, lavages, etc.

Pour injections sous-cutanées, M. Vacher donne la formule suivante :

Sublimé.	1 gr.
Salicylate de soude.	3 gr.
Eau distillée.	100 gr.

Sulfate mercurique basique ou turbith minéral. — Poudre jaune réservée pour l'usage externe.

Pommade au turbith minéral :

Turbith minéral.	1 gr.
Axonge	8 gr.

M.

Cependant d'Espine et Picot prescrivent le turbith minéral à la dose de 0 gr. 10 en 2 paquets à 10 minutes d'intervalle dans une cuillerée à bouche de lait comme vomitif dans le croup chez des enfants de 5 à 10 ans.

Substances incompatibles : alcalis et carbonates alcalins, chlorures solubles.

Contrepoisons des mercuriaux : l'eau albumineuse, le fer réduit par l'hydrogène ou un mélange de deux parties de fer porphyrisé et d'une partie de zinc, le persulfure de fer (Bouchardat).

∴

Mercuriale (*Mercurialis annua*). — Plante de la famille des Euphorbiacées. — Purgatif léger.

Miel de mercuriale :

Suc de mercuriale non épuré. . .	1 gr.
Miel.	1 gr.

S'emploie en lavement à la dose de 30 à 50 gr. dans 90 à 120 grammes d'eau.

∴

Microcidine. — Poudre blanche, inodore, sans saveur, soluble dans l'eau, obtenue en ajoutant à du naphtol en fusion la moitié de son poids de soude. — Antiseptique, ni toxique, ni caustique (BERLIOZ).

Microcidine	5 gr.
Eau distillée.	1000 gr.

∴

Monésia. — Écorce fournie par le *Chrysophyllum glycyplœum*. — Astringent.

De 0 à 15 mois. . .	abstention.		
De 15 mois à 3 ans.	0 gr. 15 à 0 gr. 20 extr. de mon. *pro die*		
De 3 à 5 ans . . .	0 gr. 20 à 0 gr. 30	—	—
De 5 à 10 ou 12 ans.	0 gr. 30 à 0 gr. 50	—	—

Dans une potion alcoolisée par cuillerées à café.

∴

Morphine. — Alcaloïde de l'opium qu'on emploie sous la forme de chlorhydrate. Le chlorhydrate de morphine est un sel incolore, inodore, d'une saveur amère, formé de fines aiguilles soyeuses, soluble dans l'eau. — Narcotique, analgésique.

— BAGINSKY —

℞ Chlorure de sodium. . . . . . . 5 gr.
Eau. . . . . 1000 gr.

M.

(Température 19°.)

ANTISEPTIQUES

— WIDERHOFER — HENOCH — BAGINSKY —

℞ Benzoate de soude . . . . 30 gr.
Eau . . . . 1000 gr.

M.

℞ Eau de chaux. . . . . 400 gr.
Eau . . . . 600 gr.

M.

℞ Acide borique . . . . 10 à 20 gr.
Eau . . . . 1000 gr.

M.

℞ Résorcine. . . . . 0 gr. 50
Eau . . . . 1000 gr.

M.

℞ Salicylate de soude . . . . 20 gr.
Eau . . . . 1000 gr.

M.

ASTRINGENTS

℞ Tanin. . . . . 10 à 20 gr.
Eau . . . . 1000 gr.

M.

℞ Sous-acétate de plomb . . . . . 5 gr.
Eau . . . . 1000 gr.

M.

Indications. — Dyspepsie et coliques (irriguer jusqu'à la valvule iléo-cæcale).

Si météorisme très développé, répéter l'irrigation toutes les deux heures.

Constipation habituelle : eau pure chaude ou eau salée.

Entérites folliculaires : eau chaude ; cas rebelles, irrigations astringentes.

Irrigations antiseptiques réservées aux cas chroniques.

Choléra infantile, seulement dans le stade algide : solutions salées au tanin, au benzoate de soude et à la créosote (MONTI), VI gouttes par litre d'eau.

Dysenterie : d'abord eau simple à 15° R.

Si diarrhée, solution au tanin, température élevée, solution de salicylate de soude, 2 p. 100.

Invagination intestinale, d'abord bain chaud à 28° pendant un quart d'heure, puis chloroformisation et irrigation avec : MUDESHOP, eau tiède; HÉNOCH, eau glacée; MONTI, eau d'abord tiède, puis glacée.

Vers intestinaux (voir *Oxyures* et *Tænia*).

Ictère catarrhal : irriguer journellement l'intestin avec 1 ou 2 litres d'eau à 12° (MOSSLER, WINTERNITZ, KRULL), mais coliques, tandis qu'à 15° à 18° jamais de coliques (STRAUSS).

Si sang dans les selles, lavements glacés (GOLET).

∴

Lichen d'Islande (*Cetraria islandica*). — Plante qui doit ses propriétés nutritives à des principes voisins de l'amidon, la lichénine et ses qualités to-

— Le Gendre —

De 1 à 2 ans. abstention.
De 3 à 5 ans . 0 gr.005 à 0 gr.01 chlorhydr.morph.
De 5 à 10 ans. 0 gr.01 à 0 gr.03 —

Dans une potion à prendre par cuillerées à café dans la journée.

Baginsky le prescrit, et encore rarement, aux doses suivantes de 0 gr. 001 à 0 gr. 003, 2 à 3 fois par jour jusqu'à 0 gr. 0035 par dose et 0 gr. 03 par jour. Même chose en injection sous-cutanée ; redoubler de prudence quand l'enfant est jeune.

Solution pour injections sous-cutanées :

Chlorhydrate de morphine.	0 gr. 05
Glycérine	1 gr.
Eau distillée.	Q. s. pour faire 10 c. c.

Une seringue de Pravaz ou 1 gramme contient 0 gr. 005 de chlorhydrate de morphine.

Sirop de chlorhydrate de morphine

Chlorhydrate de morphine. . .	0 gr. 05
Sirop de sucre incolore. . . .	98 gr.
Eau distillée	2 gr.

20 grammes de ce sirop contiennent 0 gr. 01 de chlorhydrate de morphine.

— Le Gendre —

De 1 à 2 ans. . abstention.
De 2 à 5 ans. . 5 à 20 gr. sir. de chlorh. de morph.
De 5 10 ans . . 20 à 30 gr. —

Dans une potion à prendre par cuillerées à café dans la journée.

Substances incompatibles : permanganate de

potasse, alcalis et leurs carbonates, tanin, solution iodo-iodurée.

Contre-poisons : café, caféine, solution d'iodure de potassium iodurée. (Voir *Opium*.)

∴

Morrhuol ou acide morrhuique. — L'acide morrhuique est un corps spécial à l'huile de foie de morue ; les principaux alcaloïdes de l'huile paraissent unis à cet acide sous forme de combinaisons très instables. Ses solutions possèdent une odeur aromatique, qui rappelle à la fois l'huile d'où il provient et les varechs. C'est un composé pyridique, possédant à la fois les propriétés des acides et celles des alcaloïdes faibles. Il parait correspondre à la substance que de Jongh, dans son Mémoire sur l'huile de foie de morue, a désigné sous le nom de *gaduine*. Complètement inoffensif, il jouit de propriétés diurétiques des plus puissantes, analogues à celles de la morrhuine : en outre, après son ingestion, les animaux se jettent avec avidité sur les aliments qu'on leur offre. Tous ces faits établissent nettement que l'acide morrhuique, comme la morrhuine, est un excitant de l'appétit et des fonctions assimilatrices. Comme il existe dans l'huile de foie de morue en proportion notable, plus de 1 gramme par litre, il parait être l'un des agents les plus importants de l'efficacité de ce médicament (Ch. Moureu).

La morrhuine, remarquable par son odeur, qui

1° Lavements simples;
2° Lavements émollients, laxatifs, purgatifs;
3° Lavements médicamenteux;
4° Lavements alimentaires.

Quantités de liquide :

Bébés.	30-45-60 gr.
Plus âgés.	90 à 150 gr.
De 6 à 12 ans	150 à 250 gr.

Si la quantité de liquide est trop considérable, parfois le lavement n'est pas rendu; introduire alors une sonde molle de caoutchouc dans le rectum pour faciliter l'écoulement.

Se servir d'une seringue en étain terminée par une canule en caoutchouc durci ou en gutta-percha; ou encore mieux d'une poire en caoutchouc munie d'un bout en os.

Provoquer la sortie de l'air au préalable.

Le malade sera couché sur le côté droit, le siège un peu plus élevé que le reste du corps, celui-ci légèrement plié en arc.

Recommander à la mère : de diriger d'abord la canule un peu en avant comme pour aller vers le nombril à une profondeur d'un travers de doigt environ; de la porter ensuite légèrement en arrière dans une direction opposée à la précédente, en l'enfonçant un peu plus et doucement; de ne pas pousser le lavement tant que le malade pleure ou ne retient pas sa respiration.

Les lavements médicamenteux sont gardés d'autant plus facilement : 1° que l'on a débarrassé l'intestin au préalable par un lavement détersif; 2° que l'agent thérapeutique *de réaction physiologique neutre* est porté dans une petite dose de liquide (80 à 30 gr.); que le lavement médicamenteux est donné une demi-heure environ après que le lavement détersif a été rendu (MAURIN).

Se souvenir de la grande facilité d'absorption de la muqueuse rectale.

Au début des maladies chez les jeunes enfants, quand le diagnostic est incertain, Demlow (de Breslau) administre un lavement froid. De deux choses l'une : ou bien il n'y aura pas de troubles organiques sérieux, et on obtiendra facilement la guérison d'une indisposition passagère; ou bien, s'il y a un processus inflammatoire véritable, on obtiendra une sédation momentanée et la réfrigération aura un effet palliatif sur l'inflammation.

LAVEMENTS ANTISEPTIQUES

1° ℞ Benzoate de soude. . 5 à 15 gr. selon l'âge.
Eau . . . . 150 à 500 gr.
M.

2° ℞ Eau de chaux. . . . 50 à 150 gr.
Eau. . . . . 150 à 500 gr.
M.

3° ℞ Acide borique . . . . 4 à 20 gr.
Eau . . . . 150 à 500 gr.
M.

4° ℞ Salicylate de soude. . 2 à 10 gr.
Borate de soude . . . 5 à 20 gr.
Eau. . . . . 150 à 500 gr.
M.

épaisse, d'un vert foncé, d'une odeur très aromatique. — Excitant externe.

∴

Laurier-cerise (*Cerasus laurocerasus*). — Plante de la famille des Rosacées, tribu des Drupacées ; la distillation des feuilles du laurier-cerise donne avec l'eau de l'acide cyanhydrique et de l'aldéhyde benzoïque.

La quantité d'acide cyanhydrique fournie par les feuilles de laurier-cerise atteindrait son maximum, d'après Soubeiran, sous le climat de Paris vers les mois de juillet et août. — Antispasmodique, sédatif.

EAU DISTILLÉE DE LAURIER-CERISE

Feuilles récentes de laurier-cerise.	1 gr.
Eau froide	4 gr.

Macération puis distillation.

Ainsi préparés, 100 grammes d'eau distillée de laurier-cerise contiennent de 55 à 70 milligrammes d'acide cyanhydrique pur. Pour l'usage médical le Codex prescrit d'abaisser ce titre à 50 milligrammes par l'addition d'un poids convenable d'eau distillée pure (SOUBEIRAN).

Eau distillée de laurier-cerise :

— LE GENDRE —

De 1 à 2 ans. . . .	abstention.	
De 3 à 5 ans. . . .	2 à 5 gr.	*pro die.*
De 5 à 10 ou 12 ans .	5 à 10 gr.	—

Dans une potion à faire prendre par cuillerées à café.

Usage externe. — En applications locales sur les parties douloureuses, contre les brûlures.

— Roux (de Brignoles) —

Eau de laurier-cerise.	3 gr.
Huile d'amandes douces.	4 gr.
Cire blanche	1 gr.

Substances incompatibles : le chlore, le musc, la plupart des sels métalliques, les sels de mercure, le calomel.

Contrepoisons : Faire respirer du chlore liquide, de l'ammoniaque; administrer un mélange d'hydrate de protoxyde et d'hydrate de peroxyde de fer. Pour le préparer on prend 7 parties de sulfate de protoxyde de fer dont on transforme 4 parties en persulfate. Au mélange de ces sulfates dissous on ajoute pour chaque partie de ceux-ci 4 parties de carbonate de soude (BOUCHARDAT).

∴

Laurier-rose (*Nerium oleander*). — Plante de la famille des Apocynacées qui croit en Algérie. La teinture au 1/5 est employée chez l'adulte à la dose de V à X gouttes par jour. — Tonique du cœur.

Abstention chez les enfants.

∴

Lavements. — On administre plusieurs sortes de lavements dans des buts différents :

rappelle les fleurs de syringa ou d'acacia, « est un puissant stimulant des fonctions de la nutrition et de la désassimilation; elle produit une rapide circulation des résidus extractifs de la vie des cellules vers le sang et le rein qui les éliminent, provoquant ainsi, indirectement sans doute, un mouvement d'assimilation puissant, corrélatif des pertes qu'entraine le mouvement inverse de désassimilation. C'est ce que démontre d'ailleurs la surexcitation de l'appétit chez les animaux soumis à son influence ». (GAUTIER et MOURGUES). Les propriétés diurétiques, diaphorétiques et excitantes de l'appétit de l'huile de foie de morue elle-même ont été du reste reconnues et signalées depuis longtemps, et ce médicament a été toujours reconnu comme efficace dans le rhumatisme chronique. Les propriétés de la morrhuine, qui y est contenue à la dose de 2 à 3 milligrammes par cuillerée à bouche, expliquent ces divers effets (CH. MOUREU).

⁂

Mouches. — Rondelles de taffetas sur lequel on a étendu un emplâtre révulsif. — Révulsif.

MOUCHES DE MILAN DU CODEX

Poix blanche purifiée	ãã 50
Cire jaune.	
Cantharides pulvérisées	
Térébenthine du mélèze	10 gr.
Huile volatile de lavande. . . .	ãã 1
— thym	

⁂

Mousse de Corse. — Mélange d'un très grand nombre d'algues parmi lesquelles domine le *Fucus helminthocorton*. — Anthelmintique.

De 0 à 15 mois. .	1 à 3 gr.	de mousse de Corse
De 15 mois à 3 ans	3 à 5 gr.	—
De 2 à 5 ans. . .	5 à 10 gr	—
De 5 à 10 ou 12 ans	10 à 15 gr.	—

En décoction sucrée coupée avec du lait à prendre en une seule fois le matin à jeun.

Lait vermifuge :

— Bouchardat —

Mousse de Corse.	5 gr.
Lait bouillant	100 gr.
Sucre.	20 gr.

Pour un enfant de 2 ans, à prendre en 1 fois le matin à jeun.

∴

Muguet. (Voir *Convallaria maïalis.*)

∴

Musc. — Appareil glanduleux d'un chevrotain des montagnes de la Chine et du Thibet, le Musc, *Moschus moschiferus*. Cet appareil se compose de poches contenant un tissu cellulaire lâche, rempli par une matière grumelée, noirâtre, d'une odeur extrêmement forte, soluble en partie seulement dans l'alcool et l'éther. — Antispasmodique.

De 0 à 15 mois.	0 gr. 02 à 0 gr. 05	de musc	*pro die*
De 15 m. à 3 ans	0 gr. 05 à 0 gr. 10	—	—
De 3 à 5 ans. .	0 gr. 10 à 0 gr. 20	—	—
De 5 à 10 ou 12 a.	0 gr. 20 à 0 gr. 30	—	—

Dans une émulsion, à prendre par cuillerées à café dans la journée.

Encore en lavement :

— Bouchardat —

Musc	Q. s.
Jaune d'œuf.	1/2.
Décocté de graine de lin	100 gr.

M.

Teinture de musc

Musc hors vessie.	1 gr.
Alcool à 80°	10 gr.

Macération de 10 jours.

Teinture éthérée de musc

Ether sulfurique alcoolisé à 0,76.	10 gr.
Musc hors vessie.	1 gr.

Macération de 10 jours.

De 0 à 15 mois.	0 gr. 20 à 0 gr. 25	teint. de musc
De 15 m. à 3 ans	0 gr. 25 à 0 gr. 50	—
De 3 à 5 ans. .	0 gr. 50 à 1 gr.	
De 5 à 10 ou 12 a.	1 à 2 gr.	

Dans une potion, par cuillerées à café dans la journée.

Substances incompatibles : loochs, sirop d'orgeat, amandes amères, eau de laurier-cerise, sulfures, potasse, les alcalins, ergot de seigle, quinquina.

∴

Myrtille ou Airelle myrtille (*Vaccinium myrtillus*). — Plante de la famille des Ericacées qui croît en

Europe. Ses fruits ou baies sont utilisés en thérapeutique comme astringents : 5 à 10 gr. en infusion ou en décoction contre les diarrhées chez les enfants de 3 à 10 ans. Encore en gargarisme dans les angines.

∴

Myrtol. — Le myrtol est la partie de l'essence de myrthe qui distille à 160°-170° ; liquide incolore, à odeur aromatique agréable ; extrait des feuilles du *Myrtus communis*, de la famille des Myrtacées. — Antiseptique, stimulant des fonctions digestives.

N

Napelline. — Substance extraite de l'*Aconitum napellus* et qu'il ne faut pas confondre avec l'aconitine. — Inusitée.

∴

Naphtaline. — Lamelles brillantes d'une odeur spéciale, d'une saveur brûlante, insolubles dans l'eau, solubles dans l'alcool et l'éther. Extraite du goudron de houille. — Antiseptique, antidiarrhéique.

Peut se donner chez les enfants du premier âge

à la dose de 0 gr. 10 toutes les deux heures (ROSSBACH).

De 0 à 15 mois.	0 gr. 10 à 0 gr. 50 naphtal.	*pro die*	
De 15 m. à 3 ans.	0 gr. 50 à 0 gr. 60	—	—
De 3 à 5 ans. .	0 gr. 60 à 1 gr.	—	—
De 5 à 10 ou 12 a.	1 gr. à 2 gr.	—	—

En plusieurs prises, ou encore par la voie rectale en suspension dans un vehicule mucilagineux.

Usage externe. — En poudre comme antiseptique, en pommade contre la gale, les parasites végétaux.

Naphtaline	1 gr.
Axonge fraîche	9 gr.

.˙.

Naphtol ou phénol naphtylique. — Dérivé de la naphtaline. — Antiseptique.

Le naphtol α se présente sous la forme d'aiguilles blanches, inodores, d'une saveur brûlante, insolubles dans l'eau, solubles dans l'alcool, l'éther, le chloroforme. On l'obtient en projetant du sulfonaphtolate de plomb en poudre sur de la potasse fondue.

Mieux vaut réserver le naphtol α pour l'usage externe.

Solution :

Naphtol α	0 gr. 30
Alcool	Q. s.
Eau distillée . .	Q. s. pour 1000 gr.

Pommade au naphtol :

— Bouchard —

Naphtol α	0 gr. 10
Vaseline	30 gr.

Pommade au naphtol ;

— Baginsky —

Naphtol	5 à 10 gr.
Axonge	100 gr.

Prudemment et préserver les yeux.

Le naphtol β se présente sous la forme de petites lames inodores, d'une saveur âcre et brûlante, insolubles dans l'eau, solubles dans l'alcool, l'éther, le chloroforme.

De 0 à 15 mois.	0 gr.05 à 0 gr.20	naphtol β	pro die
De 15 mois à 3 ans	0 gr.20 à 0 gr.50	—	—
De 3 à 5 ans . .	0 gr.50 à 1 gr.	—	—
De 5 à 10 ou 12 ans	1 à 2 gr.	—	—

En cachets; fréquemment associé suivant les indications au salicylate de bismuth ou au salicylate de magnésie, au charbon (Fraudin).

Usage externe. — En lotions dans l'érythème fessier, la vulvite des petites filles.

— Le Gendre —

Naphtol	0 gr. 20
Eau distillée	1000 gr.

— Le Gendre —

Naphtol.	5 gr.
Teinture de benjoin.	10 gr.
Axonge fraiche	10 gr.
Lanoline.	30 gr.

Contre la gale.

Narcéine. — Alcaloïde extrait de l'opium, cristallisé en aiguilles blanches, peu soluble dans l'eau froide, soluble dans l'eau bouillante et dans l'alcool bouillant. — Narcotique.

— Le Gendre —

De 1 à 2 ans.	abstention.
De 3 à 5 ans.	0 gr. 01 à 0 gr. 02 de narcéine *pro die*.
De 5 à 10 ans.	0 gr 02 à 0 gr. 05 — —

En suspension dans une potion gommeuse par cuillerées à café.

∴

Nerprun (*Rhamnus catharticus*). — Plante indigène de la famille des Rhamnées. — Baies laxatives.

Sirop de nerprun

Suc de nerprun épuré. . . .	àà p. é.
Sucre blanc.	

De 0 à 15 mois.	4 à 5 gr.	sirop de nerprun.
De 15 m. à 3 a.	5 à 10 gr.	—
De 3 à 5 ans. .	10 à 15 gr.	—
De 5 à 10 ou 12 a.	15 à 20 gr.	—

Dans une limonade, à prendre en deux fois à 1 heure d'intervalle.

℞ Sirop de nerprun	Q. s.
Sirop citrique	100 gr.
Eau de menthe. . . . Q. s. pour	150 gr.

F. s. a.

∴

Nicotiane ou tabac (*Nicotiana tabacum*). — Plante

de la famille des Solanées, qui contient un alcaloïde volatil, la nicotine, qui est un poison violent.

Le tabac n'est guère employé actuellement en thérapeutique que sous forme de lavement, contre l'invagination intestinale, la hernie étranglée.

De 0 à 15 mois	0 gr. 10 à 0 gr. 25 f. de tabac	
De 15 m. à 3 ans	0 gr. 25 à 0 gr. 50	—
De 3 à 5 ans . .	0 gr. 50 à 1 gr.	—
De 5 à 10 ou 12 a.	1 à 2 gr.	—

En infusion dans 150 à 250 grammes d'eau pour 1 lavement.

Contre-poisons: le tanin, la noix de galle, la solution d'iodure de potassium iodurée.

Nitrate d'argent. — Sel incolore, d'une saveur très caustique, cristallisé en tables larges, transparentes. Soluble dans une partie d'eau à 15° et dans une demi-partie d'eau bouillante, dans 10 parties d'alcool. — A l'intérieur comme antidiarrhéique; à l'extérieur comme caustique.

De 0 à 15 mois . .	abstention.	
De 15 mois à 3 ans	0 gr. 01 à 0 gr. 02 *pro die*	
De 3 à 5 ans. . . .	0 gr. 02 à 0 gr. 03	—
De 5 à 10 ou 12 ans	0 gr. 03 à 0 gr. 05	—

Dans une potion de 90 grammes, par cuillerées à café toutes les heures.

— BAGINSKY —

Nitrate d'argent. .	0 gr. 05 à 0 gr. 10
Glycérine	2 gr.
Sirop simple . . .	20 gr.
Eau distillée . . .	100 gr.

F. s. a.

Une cuillerée à dessert toutes les 2 heures.

Encore en pilules; 3 fois par jour une pilule de nitrate d'argent :

— LE GENDRE —

Nitrate d'argent. .	0 gr. 005 à 0 gr. 01
Poudre jaune. Q. s. p. 1 pilule.	

S'administre aussi en lavement.

A l'extérieur s'emploie surtout dans l'ophtalmie purulente.

℞ Nitrate d'argent cristal.	0 gr. 05 à 0 gr. 60
Eau distillée	30 gr.

Nitrate d'argent fondu ou pierre infernale. — Constitue les crayons de nitrate d'argent employés comme caustiques.

Substances incompatibles : alcalis, chlorures, iodures, sels, albumine, sulfates, phosphates, acide chlorhydrique, matières organiques, lumière (CH. LAUTISSIER).

Contre-poisons : albumine, lait, etc.

∴

Nitre ou nitrate de potasse. — Sel incolore,

cristallisé dans le système orthorhombique, d'une saveur fraiche, soluble dans l'eau, insoluble dans l'alcool. — Diurétique.

De 0 à 15 mois De 15 m. à 3 a.	abstention.
De 3 à 5 ans .	0 gr. 25 à 0 gr. 50 nitrate de potasse.
De 5 à 10 ou 12 a.	1 à 2 gr.

Dans 100 à 250 grammes de limonade, par verres dans la journée.

∴

Nitrite d'amyle ou éther amylique nitreux. — Liquide huileux, vert jaunâtre, très volatil, d'une odeur et d'une saveur de pommes reinettes, à peine soluble dans l'eau, miscible en toutes proportions à l'alcool et l'éther. — En inhalations le nitrite d'amyle dilate considérablement les artères périphériques et centrales, sauf les vaisseaux du poumon et ceux de la rétine; il produit par suite un abaissement de la pression sanguine et augmente la fréquence des battements du cœur.

Avant 5 ans.	abstention.
De 5 à 10 ou 12 ans . .	I à III gouttes.

En inhalation dans les accès d'asthme, de coqueluche (prudence).

∴

Noix de galle. — Excroissance qui se produit sur le *Quercus infectoria* (Amentacées) à la suite de la piqûre d'un insecte de l'ordre des Hyménoptères, le

Diplolepis gallæ tinctoriæ, Oll. — Agit par le tanin qu'elle contient. C'est d'ailleurs de la noix de galle qu'on extrait le tanin. Elle contient aussi de l'acide gallique. (Voir *Acide gallique, Tanin.*)

Substances incompatibles : sels de fer, albumine.

∴

Noix muscade. — Semence du Muscadier, *Myristica officinalis*, plante de la famille des Myristicées, d'une saveur âcre, d'une odeur spéciale très aromatique; on en extrait un corps gras solide, le beurre de muscade, qu'on utilise seul ou associé à d'autres médicaments comme stimulant pour l'usage externe. Entre surtout dans la composition du baume nerval.

BAUME NERVAL

Moelle de bœuf purifiée		350 gr.
Huile de muscade par expression		150 gr.
Huile d'amandes douces		100 gr.
Essence de romarin		30 gr.
— de girofle	} ãã	15 gr.
Camphre		
Baume tolu		30 gr.
Alcool à 80°		60 gr.

∴

Noix vomique. — Semence du Vomiquier, *Strychnos nux vomica*, plante de la famille des Strychnées, qui agissent par les alcaloïdes qu'elles contiennent, la strychnine et la brucine. — Excitant.

Poudre de noix vomique :

— Le Gendre —

De 1 à 2 ans	abstention.
De 3 à 5 ans	0 gr. 05 à 0 gr. 10 *pro die*
De 5 à 10 ou 12 ans.	0 gr. 10 à 0 gr. 15 —

M. Jules Simon ne donne au-dessus de 2 ans, que jusqu'à 0 gr. 01 de poudre par 24 heures.

Teinture alcoolique de noix vomique

Noix vomique rapée.	1 gr.
Alcool à 86°	5 gr.

— J. Simon —

De 0 à 2 ans.	abstention.
De 2 à 3 ans.	II à IV gouttes de teint. de noix vom.
Au-dess. de 3 a.	V à VI gouttes — —

Dans une potion à prendre par cuillerée à café.

— Le Gendre —

De 1 à 2 ans . .	V à X gtes teinture de noix vom.
De 3 à 5 ans. .	X à XX gouttes —
De 5 à 10 ou 12 a.	0 gr. 10 à 1 gr. —

Dans une potion.

Usage externe. — En liniment ou en pommade.

— J. Simon —

Teinture de noix vomique	5 gr.
Huile camphrée	15 gr.

Contre-indications de la noix vomique. — Irritation cérébrale; toutes les affections aiguës du système nerveux (J. Simon).

Contre-poisons : après vomissement, administrer une solution de 1 gramme d'iodure de potassium et de 0 gr. 40 d'iode dans 1 litre d'eau. Il se fait de l'iodure d'iodhydrate de strychnine moins vénéneux.

∴

Noyer (*Juglans regia*). — Arbre de la famille des Juglandées dont on utilise surtout les feuilles. — Antiscrofuleux, artringent.

Extrait alcoolique des feuilles de noyer :

Feuilles de noyer.	Q. V.
Alcool à 60°	S. Q.

De 0 à 15 mois.	0 gr. 25 à 0 gr. 50	d'extrait de feuilles de noyer
De 15 m. à 3 a.	0 gr. 50 à 1 gr.	
De 3 à 5 ans. .	1 à 3 gr.	
De 5 à 10 ou 12 a.	3 à 5 gr.	

Dans une potion sucrée.

En décoction la feuille de noyer s'administre à la dose de 5 à 10 grammes pour 1000 d'eau.

Le brou de noix ou péricarpe charnu de la noix contient du tanin, de l'acide malique, des sels.

Extrait de brou de noix :

De 0 à 15 mois.	0 gr. 05 à 0 gr. 10	d'extrait de brou de noix.
De 15 mois à 3 a.	0 gr. 10 à 0 gr. 20	
De 3 à 5 ans . .	0 gr. 20 à 0 gr. 30	
De 5 à 10 ou 12 a.	0 gr. 30 à 0 gr. 50	

Usage externe. — Les feuilles de noyer sont utilisées comme astringent en décoction à la dose de

25 à 30 grammes par 1000 grammes d'eau ; et encore en pommade :

Extrait de feuilles de noyer.	āā 15 gr.
Axonge fraiche.	

Substances incompatibles : les sels métalliques, l'opium, le fer.

O

Œillet rouge (*Dianthus caryophyllus*). — Plante de la famille des Caryophyllées, dont on utilise les pétales. — Astringent, tonique.

Sirop d'œillet

Pétales frais et mondés d'œillet roug.	1 gr.
Eau bouillante	3 gr.
Sucre	Q. s.

De 0 à 15 mois	5 à 10 gr.	de sirop d'œillet rouge.
De 15 m. à 3 a.	10 à 20 gr.	—
De 3 à 5 ans .	20 à 30 gr.	—
De 5 à 10 ou 12.	30 à 50 gr.	—

Dans une potion.

∴

Oignon (*Allium cepa*). — Plante de la famille des Liliacées, dont on utilise le bulbe. — Excitant, diurétique.

Vin diurétique :

Oignons	n° 2
Vin blanc	1000 gr.

Macération ; 10 à 100 grammes.

Suc d'oignon :

De 0 à 15 mois	abstention.
De 15 mois à 3 ans	1 à 3 gr.
De 3 à 5 ans.	3 à 10 gr.
De 5 à 10 ou 12 ans	10 à 15 gr.

Dans une tasse de tisane (peu usité).

∴

Oléocréosote. — Liquide huileux, de couleur jaune, sans causticité, d'une odeur et d'une saveur créosotées, insoluble dans l'eau, peu soluble dans l'alcool, très soluble dans l'huile, l'éther et le chloroforme ; c'est une combinaison de l'acide oléique et de la créosote.

De 0 à 15 mois . . .	0 gr. 05 à 0 gr. 15	*pro die*
De 15 mois à 3 ans .	0 gr. 15 à 0 gr. 50	—
De 3 à 5 ans	0 gr. 50 à 1 gr.	—
De 5 à 10 ou 12 ans.	1 à 2 gr.	—

Dans une potion éthérée à prendre après les repas.

∴

Olive. — Fruit de l'Olivier, *Olea Europæa*, arbre de la famille des Oléinées. L'huile d'olive est extraite du péricarpe des olives. Elle est d'un jaune verdâtre, d'une odeur caractéristique, d'une saveur agréable. — Employée comme purgatif.

De 0 à 15 mois.	4 à 5 gr.
De 15 mois à 3 ans.	5 à 10 gr.
De 3 à 5 ans	10 à 15 gr.
De 5 à 10 ou 12 ans	15 à 30 gr.

A faire prendre à l'enfant en une fois.

∴

Onguents. — On donne ce nom à des préparations composées d'un corps gras et d'une matière résineuse et dans lesquelles on ne fait jamais entrer de savons métalliques (SOUBEIRAN).

ONGUENT BASILICUM. — Maturatif.

Poix noire	ää 100 gr.
Colophane	
Cire jaune	
Huile d'olive	400 gr.

ONGUENT D'ARCŒUS. — Détersif, siccatif.

Suif de mouton	1000 gr.
Térébenthine	ää 750 gr.
Résine élémi	
Graisse de porc	500 gr.

ONGUENT CITRIN. — Antiparasitaire.

Graisse de porc.	ää 400 gr.
Huile d'olive	
Mercure	40 gr.
Acide nitrique à 1,42	80 gr.

ONGUENT ÉGYPTIAC. — Styptique.

Miel	280 gr.
Vinaigre	140 gr.
Verdet	100 gr.

ONGUENT DE LA MÈRE. — Maturatif.

Huile d'olive	1000 gr.
Graisse de porc	ãã 500 gr.
Beurre.	ãã 500 gr.
Suif de mouton	ãã 500 gr.
Cire jaune	ãã 500 gr.
Litharge en poudre fine. .	ãã 500 gr.
Poix noire purifiée	100 gr.

ONGUENT POPULEUM. — Contre les hémorroïdes.

Bourgeons secs de peuplier .	400 gr.
Feuilles récentes de pavot	ãã 250 gr.
Feuilles de belladone. . .	ãã 250 gr.
Feuilles de jusquiame . .	ãã 250 gr.
Feuilles récentes de morelle	ãã 250 gr.
Graisse de porc.	2000 gr.

ONGUENT ROSAT. — Siccatif.

Graisse de porc	1000 gr.
Eau blanche	8 gr.
Essence de rose	2 gr.
Racine d'orcanette	30 gr.

ONGUENT DE STYRAX. — Siccatif.

Huile d'olive	375 gr.
Styrax liquide	ãã 250 gr.
Résine élémi	ãã 250 gr.
Cire jaune	ãã 250 gr.
Colophane	500 gr.

Opium. — Substance brune, d'une odeur vireuse, d'une saveur amère, provenant de l'évaporation du suc laiteux extrait de la capsule du *Papaver somniferum album*, plante de la famille des Papavéracées; insoluble dans l'eau. — Narcotique.

Par suite de circonstances diverses, mode de culture, climat, mode d'extraction, les opiums du commerce peuvent varier d'intensité dans les proportions de 1 à 3.

L'opium de Smyrne ou d'Anatolie offre une richesse en morphine comprise entre 5 et 12 p. 100, habituellement un peu moins de 1/10. Il faut qu'il soit titré à 1/10?

L'opium de Constantinople titre en moyenne 7 à 8 p. 100 de morphine.

L'opium d'Égypte ou d'Alexandrie contient en moyenne de 3 à 6 p. 100 de morphine.

Les alcaloïdes les plus importants contenus dans l'opium sont la morphine, la codéine, la narcéine et la narcotine (voir ces mots).

Tableau comparatif des diverses préparations opiacées au point de vue de leur richesse en opium.

Pour avoir 0 gr. 01 de chlorhydrate de morphine il faut :

Extrait thébaïque. . . .	0 gr. 05
Poudre d'opium.	0 gr. 10
Gouttes noires anglaises.	0 gr. 20
Teinture d'opium. . . .	0 gr. 65
Laudanum de Rousseau.	0 gr. 40
Laudanum de Sydenham.	0 gr. 80 ou XXI à XXII g[tes].

Diascordium	4 gr.
Elixir parégorique . . .	10 gr.
Sirop de morphine . . .	20 gr.
Sirop d'opium.	30 gr.
Sirop diacode.	100 gr.

Dosage des préparations opiacées du Codex par rapport à la posologie infantile (Veillard).

En prenant comme unité de dosage 5 milligrammes d'extrait thébaïque (dose moyenne pour un enfant de 2 ans) on peut établir le tableau suivant :

0 gr. 005 d'extrait thébaïque sont représentés par :

0 gr. 0007	déci-milligr.	de morphine.
0 gr. 003	milligr.	de codéine.
0 gr. 01	centigr.	d'opium brut.
0 gr. 02	—	de gouttes noires anglaises.
0 gr. 04	—	de laudanum de Rousseau.
0 gr. 06	—	de teinture thébaïque.
0 gr. 08	—	de laudanum de Sydenham.
0 gr. 05	—	de masse de cynoglosse.
0 gr. 10	—	de poudre de Dower.
0 gr. 80	—	de thériaque.
0 gr. 83	—	de diascordium.
1 gr.		d'élixir parégorique.
1 gr. 50	—	de sirop de chlorhydr. de morphine.
1 gr. 70	—	de sirop de codéine.
2 gr. 50	—	de sirop d'opium ou de Karabé.
10 gr.	—	de sirop diacode.
10 gr.	—	de sirop de pavot blanc.

Étudions chacune de ces préparations dans l'ordre de leur richesse en morphine.

Chlorhydrate de morphine (Voir *Morphine*).

Extrait thébaïque ou **extrait aqueux d'opium.**

Masse molle, noirâtre, durcissant à l'air, d'une odeur et d'une saveur caractéristiques. Il contient un poids de morphine double de celui contenu dans l'opium qui a servi à l'obtenir.

— Le Gendre —

De 1 à 2 ans. . . .	abstention.
De 2 à 3 ans . . .	0 gr. 01 à 0 gr. 05 d'ext. d'opium.
De 5 à 10 ans . . .	0 gr. 05 à 0 gr. 10 —

Dans une potion à prendre en plusieurs fois dans la journée ou en pilules.

Poudre d'opium. — Contient 0 gr. 01 de morphine par 0 gr. 10 et la moitié de son poids d'extrait thébaïque.

De 0 à 15 mois. . } De 15 mois à 3 ans. }	abstention.
De 3 à 5 ans. . . .	0 gr. 01 à 0 gr. 10 poud. d'opium.
De 5 à 10 ou 12 ans.	0 gr. 10 à 0 gr. 15 —

En petites doses dans de la confiture ou bien dans un julep gommeux à faire prendre par cuillerées à café toutes les heures.

M. Comby formule ainsi la posologie de la poudre d'opium : « La poudre d'opium ne trouvera son emploi que dans la seconde enfance, à la dose d'un centigramme par 5 années d'âge, soit 1 centigramme à 5 ans, 2 centigrammes à 10 ans, 5 centigrammes à 15 ans ; ce sont là les doses de début ; avec l'accoutumance on pourra aller plus loin. »

Gouttes noires anglaises des quakers ou black drops. — Contiennent 0 gr. 01 de morphine par

0 gr. 20. Leur composition d'après le Codex est la suivante :

Opium de Smyrne	100 gr.
Vinaigre distillé.	600 gr.
Safran	8 gr.
Muscade	25 gr.
Sucre.	50 gr.

Ainsi préparées elles représentent la moitié de leur poids d'opium, c'est-à-dire que 1 partie équivaut à 2 parties de laudanum de Rousseau et à 4 parties de laudanum de Sydenham.

Inusitées dans la thérapeutique infantile.

Teinture d'opium, teinture d'extrait d'opium ou **teinture thébaïque.** — Liquide brunâtre, d'une odeur vineuse, d'une saveur amère.

Extrait aqueux d'opium.	1 gr.
Alcool à 60°	12 gr.

La teinture d'opium contient 1/13 de son poids d'extrait thébaïque.

1 gramme de teinture d'opium contient 0 gr. 07 d'extrait thébaïque.

1 gramme ou LIII gouttes = 0 gr. 07 d'extrait thébaïque.

Pour faire :

0 gr. 05 d'extrait thébaïque	il faut .	0 gr. 65	de teinture.
0 gr. 03 —	—	0 gr. 39	—
0 gr. 02 —	—	0 gr. 26	—
0 gr. 01 —	—	0 gr. 13 ou VI gtes.	

De 0 à 15 mois. . .	abstention.
De 15 mois à 3 ans. .	II à III gouttes.

De 3 à 5 ans. . . .	III à XV gouttes.
De 5 à 10 ou 12 ans .	XV à XX gouttes.

Dans une potion par cuillerées à bouche dans la journée.

Laudanum de Rousseau ou Vin d'opium par fermentation :

Opium officinal.	200 gr.
Miel blanc	600 gr.
Eau distillée	3 litres.
Levure de bière fraiche	40 gr.
Alcool à 60°	200 gr.

(*Codex.*)

4 grammes de laudanum de Rousseau correspondent à environ 1 gramme d'opium et à 0 gr. 50 d'extrait d'opium.

Laudanum de Sydenham ou Vin d'opium composé. — Liquide d'un brun jaune, d'une odeur vineuse dans laquelle domine l'arome du safran, d'une saveur spéciale peu désagréable.

COMPOSITION DU LAUDANUM DE SYDENHAM OU VIN D'OPIUM COMPOSÉ DU CODEX

Opium de Smyrne titré à 1/10. .	200 gr.
Safran incisé	100 gr.
Cannelle de Ceylan concassée.	āā 15 gr.
Girofle concassée.	āā 15 gr.
Vin de Malaga	1600 gr.

Macération de 15 jours. On passe ensuite avec expression et on filtre à la chausse.

4 grammes de laudanum de Sydenham corres-

pondent à 0 gr. 50 d'opium ou à 0 gr. 25 d'extrait d'opium.

Pour faire 1 gramme d'opium il faut XXXIII à XXXV gouttes (J. SIMON). Chaque gramme correspond à XXVII gouttes et XX gouttes correspondent sensiblement à 0 gr. 05 d'extrait aqueux.

— J. SIMON —

De 0 à 6 mois . .	1/2 goutte laudan.	de Sydenham	*pro die*
De 6 mois à 1 an. .	I goutte	—	—
De 1 à 2 ans. . .	II gouttes	—	—
Au-dessus de 2 ans.	III gouttes	—	—

Dans une potion de 45 à 90 grammes, à prendre par cuillerées à café toutes les heures.

M. Comby le prescrit à la dose de 1/2 goutte au-dessous de 6 mois, puis à la dose de 1 goutte par année d'âge.

Le laudanum de Sydenham peut s'administrer en lavement chez les enfants dans 60 à 120 grammes de véhicule.

— LE GENDRE —

De 1 à 2 ans. .	I à III gtes laudan.	de Sydenham	en lavem.
De 3 à 5 ans. .	V à X	—	—
De 5 à 10 ans .	X à XXX	—	—

Usage externe. — Peut être répandu par grammes sur des cataplasmes, dans des pommades, des liniments (J. SIMON).

Diascordium. — Contient 0 gr. 01 de morphine par 4 grammes. C'est une substance molle, jaunâtre, contenant outre l'extrait d'opium une grande quantité de substances astringentes.

1 gramme de diascordium contient 0 gr. 006 d'extrait thébaïque.

De 0 à 15 mois . .	abstention.
De 15 mois à 3 ans .	0 gr. 20 à 0 gr. 50
De 3 à 5 ans. . . .	0 gr. 50 à 3 gr.
De 5 à 10 ou 12 ans .	3 à 5 gr.

Dans une potion, associé au bismuth, contre certaines diarrhées infantiles :

℞ Diascordium	Q. s.
Sous-nitrate de bismuth. . . 1 à	3 gr.
Sirop de ratanhia.	15 gr.
Sirop d'éc. d'oranges amères. . .	30 gr.
Eau : Q. s. pour faire	125 gr.

Une cuillerée à café toutes les demi-heures.

Une remarque importante a été faite, c'est qu'une quantité donnée d'extrait d'opium administré pur ou dans un véhicule inerte agissait avec une intensité beaucoup moins considérable que la même quantité de principe actif administrée sous la forme de diascordium.

« Les anciens avaient déjà fait sans doute cette remarque que l'opium mélangé à du vin capiteux ou à des substances aromatiques agissait beaucoup mieux que s'il était donné avec des émollients ou des calmants; voilà pourquoi dans toutes leurs préparations opiacées complexes on retrouve du vin, du vinaigre, du safran, du gingembre, du poivre, de la muscade, etc. ; ce ne sont pas là des antidotes comme on pourrait le croire tout d'abord, mais bien des adjuvants de l'opium. » (Veillard.)

D'après M. Potain, cette action du diascordium serait due à ce fait que l'opium se trouvant ainsi mêlé à des substances inertes et insolubles arriverait dans l'intestin grêle et même dans le gros intestin sans avoir subi l'absorption stomacale.

Thériaque. — Contient 0 gr. 05 d'opium brut ou 0 gr. 025 d'extrait d'opium par 4 grammes. C'est un électuaire composé d'un très grand nombre de substances disparates, souvent de propriétés contraires, stimulants, toniques, astringents, antispasmodiques. 1 gramme contient environ 6 milligrammes d'extrait.

De 0 à 15 mois. . .	abstention.
De 15 mois à 3 ans.	0 gr. 10 à 0 gr. 50
De 3 à 5 ans. . . .	0 gr. 50 à 3 gr.
De 5 à 10 ou 12 ans. .	3 à 5 gr.

Dans une potion à prendre par cuillerées à café dans la journée.

Poudre de Dower. — Contient 1/10 de son poids d'opium ; 0 gr. 10 de poudre de Dower contiennent 0 gr. 01 de poudre d'opium et pour faire 0 gr. 01 de morphine il faut 0 gr. 50 de poudre de Dower.

Composition de la poudre de Dower (Codex 1884).

Poudre de sulfate de potasse. .	ãã 4 gr.
— de nitrate de potasse.	
— d'ipécacuanha.	ãã 1 gr.
— d'opium	

— Le Gendre —

De 0 à 15 mois. .	abstention.
De 15 mois à 3 ans.	
De 3 à 5 ans. . . .	0 gr. 20 à 0 gr. 50 poudre de Dower.
De 5 à 10 ou 12 ans .	0 gr. 50 à 1 gr. —

Mélangée à de la magnésie calcinée ou dans une potion gommeuse.

M. Comby prescrit la poudre de Dower à la dose de 0 gr. 05, 0 gr. 10, 0 gr. 15, suivant l'âge, soit 1 centigramme par année (0 gr 05 à 5 ans, 0 gr. 10 à 10 ans, etc.).

Pilules de cynoglosse. — Contiennent par pilule de 0 gr. 10, 0 gr. 01 d'extrait d'opium.

COMPOSITION DES PILULES DE CYNOGLOSSE

Écorce sèche de racine de cynoglosse.	ãã 10 gr.
Semences de jusquiame	
Extrait aqueux d'opium.	
Myrrhe.	15 gr.
Oliban	12 gr
Safran	ãã 4 gr.
Castoreum	
Sirop de miel.	35 gr.

De 0 à 15 mois. .	abstention.
De 15 mois à 3 ans.	
De 3 à 5 ans. . . .	1 à 3 pilules de 0 gr. 10
De 5 à 10 ou 12 ans. .	3 à 5 pilules. —

Élixir parégorique ou **teinture d'opium camphrée.** — Contient, par 10 grammes, 0 gr. 05 d'extrait thébaïque et 0 gr. 01 de morphine. C'est un liquide légèrement coloré, d'une odeur anisée, d'une saveur camphrée.

ÉLIXIR PARÉGORIQUE DE LA PHARMACOPÉE DE DUBLIN (CODEX)

Extrait d'opium par l'alcool. .	ãã 3 gr.
Acide benzoïque.	
Huile volatile d'anis.	

Camphre.	2 gr.
Alcool à 60°	650 gr.

10 gr. d'élixir parégorique = 0 gr. 05 d'extrait thébaïque
2 gr. — = 0 gr. 01 —

Par rapport au laudanum de Sydenham, l'élixir parégorique est en poids 10 fois moins actif.

En volume, 1 gramme de laudanum de Sydenham comprend environ XXVII gouttes. Pour faire 1 gramme d'élixir parégorique, il en faut environ L gouttes.

Une goutte de laudanum de Sydenham équivaut donc à XXV gouttes d'élixir parégorique.

On pourra donc prescrire l'élixir parégorique aux doses suivantes :

De 0 à 6 mois . . .	II à V gouttes	élixir parégorique.
De 6 mois à 1 an.	V à X gouttes	—
De 1 à 2 ans. . . .	X à XV gouttes	—
De 2 à 3 ans. . . .	XV à XXX gtes	—
De 3 à 5 ans. . .	1 à 2 gr.	—
De 5 à 10 ou 12 ans .	2 à 10 gr.	—

Dans une potion à prendre par cuillerées à café toutes les heures.

Sirop de morphine (Voir *Morphine*). — Contient, par 20 grammes, 0 gr. 01 de chlorhydrate de morphine.

SIROP DE CHLORHYDRATE DE MORPHINE (CODEX)

Chlorhydrate de morphine . .	0 gr. 05
Eau distillée.	2 gr.
Sirop de sucre incolore. . . .	98 gr.

Pour 1 centigramme d'extrait gommeux, il faut 3 grammes de sirop de morphine.

Une cuillerée à café de ce sirop ou 5 grammes contient 0 gr. 0025 de chlorhydrate de morphine.

De 0 à 15 mois. .	abstention.
De 15 mois à 3 ans	abstention.
De 3 à 5 ans . . .	1/2 cuil. à c. à 1 cuil. à c. sirop de morp.
De 5 à 10 ou 12 ans .	1 cuil. à c. à 1 cuil. à s. —

Dans une potion à prendre par cuillerées à café toutes les heures.

Sirop d'opium ou Sirop thébaïque. — Liquide jaune clair, d'une saveur amère, contient par 20 grammes 0 gr. 04 d'extrait d'opium; par cuillerée à café ou 5 grammes, 0 gr. 01 d'extrait d'opium.

SIROP D'OPIUM

Extrait d'opium.	2 gr.
Eau distillée	8 gr.
Sirop de sucre.	990 gr.

De 0 à 15 mois	abstention.
De 15 mois à 3 ans.	1 à 2 gr.
De 3 à 5 ans.	2 à 10 gr.
De 5 à 10 ou 12 ans	10 à 20 gr.

Dans une potion, par cuillerées à café.

En ajoutant à 100 grammes de sirop d'opium 0 gr. 50 d'esprit volatil de succin, on obtient le *sirop de Karabé.*

Sirop diacode. — Contient par 20 grammes 0 gr. 01 d'extrait d'opium. Il est, par conséquent, 4 fois moins actif que le précédent.

SIROP DIACODE

Extrait d'opium	0 gr. 50
Eau distillée.	4 gr. 50
Sirop de sucre.	995 gr.

— VEILLARD —

De 0 à 15 mois. . .	5 gr. de sirop diacode.	
De 15 mois à 3 ans.	10 à 15 gr.	—
De 3 à 5 ans. . . .	15 à 20 gr.	—
De 5 à 10 ou 12 ans. .	20 à 30 gr.	—

Dans une potion, par cuillerées à café.

Sirop de codéine (Codex) :

Codéine pulvérisée	0 gr. 20
Eau distillée	34 gr.
Sucre blanc.	60 gr.

20 grammes contiennent 0 gr. 04 de codéine.

De 0 à 15 mois. .	abstention.	
De 15 mois à 3 ans.	abstention.	
De 3 à 5 ans. . . .	5 à 10 gr. de sirop de codéine	
De 5 à 10 ou 12 ans. .	10 à 20 gr.	—

Dans une potion. (Voir *Codéine.*)

Sirop de narcéine (Soc. de pharmacie) :

Narcéine	1 gr.
Eau acidulée par l'ac. chlorhydr. à 1,16 de dens. à 6 gr. par litre. .	100 gr.
Sucre blanc concassé	650 gr.
Eau	250 gr.

20 grammes contiennent 0 gr. 02 de narcéine. (Voir *Narcéine.*)

A doses intermédiaires entre la codéine et la morphine (VEILLARD).

M. Comby donne un gramme de sirop par année d'âge.

Les pâtes pectorales contiennent de l'opium. Il est bon d'en surveiller l'usage chez les enfants :

Pâte de lichen du Codex	0 gr. 02 d'ex. thébaïque p. 100 gr.		
Pâte pectorale.	0 gr. 025	—	—
Pâte de réglisse. . . .	0 gr. 025	—	—

Usage externe. — Fréquemment on emploie les opiacés comme sédatifs analgésiques.

L'extrait gommeux d'opium et la thériaque entrent dans la composition des mouches d'opium, de certains emplâtres.

Collyre opiacé (Codex) :

Eau de roses.	100 gr.
Extrait d'opium	0 gr. 20

II à III gouttes dans l'œil.

Liniment calmant (Codex) :

Cérat de Galien	ãã 10 gr.
Laudanum de Sydenham. . .	
Baume tranquille.	80 gr.

Pour onctions sur les parties douloureuses.

Le laudanum de Rousseau peut s'employer à la dose de XX à XXV gouttes sur des cataplasmes.

L'infusion de tête de pavot peut être utilisée pour des injections nasales, auriculaires, etc.

Contre-indications des opiacés (J. SIMON). — L'opium, dans ses différentes formes, est contre-indiqué chez les enfants qui ont de la constipation, chez ceux qui sont atteints d'affections infectieuses et adynamiques, telles que diphtérie, variole et rougeole graves, dans les cas de gangrène de la vulve chez les petites filles, dans toutes les dermatoses prurigineuses.

Substances incompatibles : tanin, iode, chlore, nitrate d'argent, sels métalliques, carbonates alcalins, alcalis, atropine et belladone, caféine, permanganate de potasse.

Contre-poisons : vider l'estomac le plus promptement possible, vomitifs ou pompe stomacale.

Administrer une solution de tanin ou de noix de galle.

Bouchardat recommande comme contre-poison le plus généralement efficace la solution d'iodure de potassium iodurée préparée de la façon suivante :

Iodure de potassium.	0 gr. 40
Iode.	0 gr. 30
Eau.	1000 gr.

Par demi-verres.

On peut administrer de la teinture de belladone contre les sels de morphine. Moorh, de New-York, prescrit :

Permanganate de potasse . .	0 gr. 50
Eau.	200 à 250 gr.

Dose à répéter 3 à 4 fois de suite de demi-heure en demi-heure, s'il s'agit d'une intoxication par l'opium ou le laudanum. On acidulera la solution manganique avec du vinaigre.

Faire prendre une infusion de café; administrer

des injections de caféine, une solution d'acétate de potasse. Respiration artificielle.

∴

Oranger (*Citrus aurantium*, de la famille des Aurantiacées). — Antispasmodique.

Eau de fleurs d'oranger :

De 0 à 15 mois.	0 gr. 50 à 3 gr.
De 15 mois à 3 ans.	3 à 5 gr.
De 3 à 5 ans	5 à 10 gr.
De 5 à 10 ou 12 ans	10 à 15 gr.

Dans une potion.

SIROP DE FLEURS D'ORANGER

Eau distillée de fleurs d'oranger.	100 gr.
Sucre très blanc	190 gr.

SIROP D'ÉCORCE D'ORANGES AMÈRES

Alcool à 60°.	1 gr.
Zeste d'oranges amères. . . .	1 gr.
Eau bouillante distillée	7 gr.
Sucre blanc. Q. s. pour environ.	10 gr.

10 grammes de ce sirop correspondent à 1/2 gramme de zeste d'oranges amères.

De 0 à 15 mois	1 à 3 gr.
De 15 mois à 3 ans	3 à 10 gr.
De 3 à 5 ans.	10 à 20 gr.
De 5 à 10 ou 12 ans. . . .	20 à 30 gr.

∴

Orpiment ou trisulfure d'arsenic. — Cristallise en cristaux jaunes, brillants et nacrés. — Inusité.

∴

Oseille (*Rumex acetosa*). — Plante de la famille des Polygonées. — Diurétique, laxatif.

Bouillon aux herbes :

Feuilles fraiches d'oseille	. . . .	40 gr.
— de laitue	. . . .	20 gr.
— de poiré	. . .	āā 10 gr.
— de cerfeuil	. .	
Sel marin	. . . .	2 gr.
Beurre frais	. . . .	5 gr.
Eau commune	. . . .	1000 gr.

∴

Oxyde de zinc. — Poudre blanche, inodore, insipide, insoluble dans l'eau, obtenue par l'oxydation directe au contact de l'air, soit par la voie humide. On l'emploie à l'intérieur comme antispasmodique.

De 0 à 15 mois. . .	0 gr. 02 à 0 gr. 03	*pro die.*
De 15 mois à 3 ans. .	0 gr. 03 à 0 gr. 05	—
De 3 à 5 ans	0 gr. 05 à 0 gr. 10	—
De 5 à 10 ou 12 ans. .	0 gr. 10 à 0 gr. 20	—

En paquets, dans un peu de miel ou en suspension dans une potion gommeuse.

Herpin (de Genève) le donne de la façon suivante dans l'épilepsie :

De 0 à 1 an : 0 gr. 25 par semaine, dose initiale.

Augmenter de 0 gr. 25 par semaine jusqu'à 3 gr. 50, dose hebdomadaire maxima.

De 1 à 10 ans : 0 gr. 50 par semaine, dose initiale.

Dans la deuxième semaine, donner 1 gramme

puis augmenter chaque semaine la dose de 1 gramme.

De 10 à 15 ans : 1 gr. par semaine.

Accroissement hebdomadaire de 1 gramme.

L'oxyde de zinc entre dans la composition des pilules de Méglin.

PILULES DE MÉGLIN DU CODEX

Extrait alcoolique de jusquiame.	āā 5 gr.
— de valériane .	
Oxyde de zinc sublimé. . . .	

Pour faire 100 pilules : 1 à 3 par jour suivant l'âge.

Le lactate de zinc s'emploie aux mêmes doses et de la même manière.

Usage externe. — L'oxyde de zinc est fréquemment employé comme siccatif.

Pommade :

Vaseline	30 gr.
Oxyde de zinc.	3 gr.

M. s. a.

PATE ABORTIVE DE HUGUES BONNET

Carbonate de zinc.	3 gr.
Oxyde de zinc.	1 gr.
Huile d'olive	Q. s.

F. s. a.

On applique cette pâte sur les boutons de la variole.

∴

Oxygène. — Gaz incolore, inodore, insipide; préparé en décomposant le chlorate de potasse par la chaleur en présence du bioxyde de manganèse, par le procédé Limousin.

Il faut toujours se servir pour les inhalations du flacon laveur qui enlève à l'oxygène l'odeur que lui communique le caoutchouc et arrête les poussières de talc et de soufre, ce qui produirait un effet irritant sur la muqueuse bronchique.

L'eau qui lave le gaz et l'épure une seconde fois peut contenir certains agents médicamenteux. Par ce moyen, le goudron, l'iode, l'acide phénique, le chloroforme, le sel marin, le tolu, le benjoin, peuvent venir ajouter leur action spéciale aux effets de l'oxygène (SOUBEIRAN).

∴

Oxymel scillitique. — Mellite utilisé comme diurétique et expectorant et ainsi composé :

OXYMEL SCILLITIQUE DU CODEX

Vinaigre scillitique	100 gr.
Miel	400 gr.

De 0 à 15 mois. . .	XX à XXX	gouttes.
De 15 mois à 3 ans. .	3 à 5	cuil. à café.
De 3 à 5 ans. . . .	5 à 6	—
De 5 à 10 ou 12 ans. .	6 à 7	—

Dans une potion.

D'Espine et Picot s'en abstiennent au-dessous de 4 ans.

P

Papaïne. — Ferment digestif obtenu en précipitant par l'alcool le suc laiteux du Papayer commun (*Carica papaya*), de la famille des Bixacées, arbre de l'Amérique du Sud. Ce ferment peut digérer 1,000 fois et même 2,000 fois son poids de fibrine humide (NOTHNAGEL et ROSSBACH).

En solution à 3 ou 4 p. 100 pour dissoudre les fausses membranes diphtériques.

Mixture contre les verrues, condylomes :

Papaïne.	0 gr. 72
Borax.	30 gr.
Eau.	7 gr. 20

∴

Papavérine. — Alcaloïde découvert par Merck dans l'opium, insoluble dans l'eau, très soluble dans l'alcool bouillant. — Convulsivant et toxique.

A rejeter de la thérapeutique infantile.

∴

Paraldéhyde. — Modification polymère de l'aldéhyde ordinaire, liquide incolore à odeur vive, se solidifiant à plus de 10°, peu soluble dans l'eau et plus soluble dans l'alcool. — Hypnotique.

— Le Gendre —

De 1 à 2 ans. .	abstention.
De 3 à 5 ans. .	0 gr. 50 à 1 gr. de paraldéhyde *pro die.*
De 5 à 10 ans. .	1 à 2 gr. — —

Dans une potion alcoolisée de 40 grammes, aromatisée avec de l'essence d'oranges amères, par cuillerées à café toutes les heures.

∴

Paracrésotate de soude. — Poudre cristalline fine, d'une saveur amère non désagréable, soluble dans 24 parties d'eau chaude, ne se précipitant pas par refroidissement. — Antiseptique intestinal.

Ce corps a été étudié par Demme qui a pu en absorber 3 à 4 grammes sans éprouver aucun phénomène nuisible. Ce corps n'engendre aucun trouble gastrique : il s'élimine par les urines sous forme d'acide paracrésotique qui se colore en violet par le perchlorure de fer.

De 0 à 15 mois. . .	0 gr. 10 à 0 gr. 15 *pro die.*
De 15 mois à 3 ans.	0 gr. 15 à 0 gr. 30 —
De 3 à 5 ans. . . .	0 gr. 30 à 0 gr. 50 —
De 5 à 10 ou 12 ans. .	0 gr. 50 à 1 gr. 50 —

Dans une potion à prendre par cuillerées à café.

Demme prescrit ce médicament chez les enfants comme antiseptique et surtout comme antiseptique interne.

— Demme —

Age.	Dose maxima par dose.	Dose maxima par jour.
2 à 4 ans.	0 gr. 10 à 0 gr. 25	0 gr. 50 à 1 gr.
5 à 10 ans.	0 gr. 25 à 1 gr.	2 gr. 50 à 3 gr. 50
11 à 16 ans.	1 gr. à 1 gr. 50	3 gr. 50 à 4 gr. 50

En commençant par les doses les plus faibles.

Sous la forme suivante :

Paracrésotate de soude. . .	0 gr. 10 à 0 gr. 20
Teinture d'opium	II à IV gouttes.
Cognac	1 gr.
Sirop de gomme.	5 gr.
Eau distillée.	25 gr.

Une cuillerée à café toutes les 2 heures.

∴

Pariétaire (*Parietaria officinalis*, plante de la famille des Urticées). — Émollient et diurétique.

A la dose de 10 grammes de feuilles de pariétaire en infusion dans 1000 grammes d'eau.

∴

Pastilles de Calabre ou tablettes de manne de Manfredi, ainsi composées :

Racine de guimauve	100 gr.
Eau	2000 gr.
Manne	200 gr.
Sucre	3000 gr.
Extrait d'opium dissous dans un peu d'eau.	0 gr. 60

On évapore en consistance d'électuaire solide, puis on y incorpore :

Eau de fleurs d'oranger.	100 gr.
Essence de bergamote.	10 gr.

On divise en tablettes de 1 gramme.

De 1 à 10 par jour dans la seconde enfance.

Pastilles de Vichy ou tablettes de bicarbonate de soude :

Bicarbonate de soude.	50 gr.
Sucre blanc	1950 gr.
Mucilage de gomme adragante .	180 gr.

Dont on fait des tablettes du poids de 1 gramme.

∴

Pâte arsenicale du frère Come ou poudre escharotique arsenicale:

Arsenic blanc	1 gr.
Cinabre.	5 gr.
Éponge calcinée.	2 gr.

La proportion d'arsenic est ici de 1 huitième, plus forte conséquemment que dans aucune des formules connues (Codex).

Au moment de s'en servir on délaye la poudre dans un peu d'eau jusqu'à consistance de bouillie; on l'étend légèrement avec un pinceau sur les surfaces ulcérées en ayant soin de n'en employer qu'une médiocre quantité; il vaut mieux recourir à de nouvelles applications que de s'exposer à une trop forte absorption. On la recouvre ensuite d'un morceau d'agaric encore mouillé. Cet agaric se détache au bout de 10, 15, 20, 30 jours quelquefois plus tard et tombe avec l'eschare (BOUCHARDAT).

Extrême prudence. A n'employer et en très faible quantité que chez les enfants au-dessus de 10 ans.

∴

Pâte de Canquoin ou pâte escharotique de chlorure de zinc :

Chlorure de zinc.	32 gr.
Farine de froment séchée à 100° .	24 gr.
Oxyde de zinc	8 gr.

On coupe la pâte de la forme de l'eschare que l'on veut obtenir, on l'applique sur la partie dénudée. L'eschare produite tombe du 8e au 10e jour.

A n'employer qu'en très faible quantité chez les enfants.

Pâte de Vienne ou poudre ou caustique de Vienne. Escharotique ainsi composé :

Potasse caustique à la chaux . . .	50 gr.
Chaux vive	60 gr.

On réduit en poudre les deux substances dans un mortier chauffé : on les mélange exactement avec rapidité et on renferme le mélange dans un bocal à large ouverture et bouché à l'émeri. Pour faire usage de ce caustique on le délaye avec un peu d'alcool

Permanganate de potasse. — Aiguilles prismatiques, d'une teinte noire et d'un éclat métallique; soluble dans l'eau en produisant une très belle teinte violette; agent très puissant d'oxydation. — Désinfectant.

Solution de permanganate de potasse :

Permanganate de pot. 0 gr. 25 à 1 gr.
Eau distillée. . . . . 1000 gr.

Pour l'usage externe.

Une injection de 8 à 12 grammes d'une solution de permanganate de potasse à 5 p. 100 peut empêcher les effets d'une morsure de serpent (RICHARD et LACERDA).

Moorh a préconisé le permanganate de potasse à l'intérieur comme antidote de la morphine :

Permanganate de potasse . 0 gr. 50
Eau. . . . . 200 à 250 gr.

Dose à répéter 3 à 4 fois de suite de demi-heure en demi-heure.

Substances incompatibles: alcool, glycérine, sucre, huile, acide phénique (projections dangereuses).

∴

Petite centaurée (*Chironia centaurium*). — Plante de la famille des Gentianées, dont on utilise les sommités fleuries. — Amer, tonique et fébrifuge.

En infusion à la dose de 5 à 10 grammes pour 1 litre.

∴

Phellandrie (*Œnanthe phellandrium*). — Plante de la famille des Ombellifères, dont on utilise les feuilles. — Anticatarrhal.

De 3 à 5 ans.	0 gr. 10 à 0 gr. 20	de poudre de feuil. de phellandrie
De 5 à 10 ans.	0 gr. 20 à 0 gr. 50	

∴

Phénacétine ou phénidine. — Paillettes blanches, inodores, insipides, presque insolubles dans l'eau, solubles dans l'alcool à chaud. — Antipyrétique et fébrifuge.

— Le Gendre —

De 1 à 3 ans . . .	abstention.
De 3 à 5 ans. . . .	0 gr. 20 à 0 gr. 50
De 5 à 10 ans . . .	0 gr. 50 à 1 gr.

En cachets.

La phénacétine n'est toxique que quand elle contient du phénol libre (Bocquillon-Limousin).

Heimann l'a prescrite aux doses suivantes dans la coqueluche :

Nourrissons	0 gr. 20 en 4 doses de 0 gr. 05 chac.
A 2 ans . .	0 gr. 30 en 3 doses
A 3 ans . .	0 gr. 40 en 4 doses

0 gr. 10 de médicament agissent pendant 3 heures.

∴

Phénol. (Voir *Acide phénique*.)

∴

prendre à l'enfant en 3 jours sur des tartines de pain :

Beurre très frais.	300 gr.
Iodure de potassium	0 gr. 15
Bromure de potassium	0 gr. 50
Chlorure de sodium	5 gr.
Phosphore.	0 gr. 01

Pour un enfant de 6 à 10 ans.

Mieux vaut s'en tenir aux doses plus faibles de Kassowitz.

Contre-poisons : Faire vomir au début et purger, mais en ayant soin d'éviter l'emploi des purgatifs huileux.

Comme contre-poison direct Bamberger a recommandé l'administration de faibles doses de sulfate de cuivre. On administre dans le même but l'essence de térébenthine 1 à 2 grammes toutes les demi-heures jusqu'à 5 grammes (NOTHNAGEL et ROSSBACH).

Phosphate de chaux. — Existe dans les os, poudre blanche, insipide, inodore, presque insoluble dans l'eau, soluble dans les liquides acidulés. — Reconstituant du squelette, antirachitique.

De 0 à 15 mois	0 gr. 05 à 0 gr. 10	*pro die*
De 15 mois à 3 ans. .	0 gr. 10 à 0 gr. 15	—
De 3 à 5 ans.	0 gr. 15 à 0 gr. 20	—
De 5 à 10 ou 12 ans. .	0 gr. 20 à 0 gr. 50	—

En suspension dans une potion gommeuse ou dans du lait.

Sirop de chlorhydrophosphate de chaux :

Phosphate bicalcique.	13 gr. 50
Acide chlorhydrique officinal . . .	Q. s.

Eau distillée.	340 gr.
Sucre blanc	630 gr.
Alcoolature de citron.	10 gr.

20 grammes contiennent 0 gr. 25 de phosphate bicalcique.

Lacto-phosphate de chaux :

Phosphate bicalcique.	17 gr.
Acide lactique.	19 gr.
Eau.	964 gr.

20 grammes contiennent environ 0 gr. 30 de phosphate bicalcique.

Le phosphate de chaux constitue le principe actif de la décoction blanche de Sydenham ainsi composée :

DÉCOCTION BLANCHE DE SYDENHAM

Phosphate tricalcique	10 gr.
Mie de pain blanc	20 gr.
Gomme arabique.	10 gr.
Sucre blanc	60 gr.
Eau distillée de fleurs d'oranger .	10 gr.
Eau.	1000 gr.

— LEWIS-SMITH —

Huile de foie de morue	4 à 8 onces.
Eau de chaux	à 4 onces.
Sirop de lacto-phosphate de chaux	

Par petites cuillerées 4 à 5 fois par jour chez un enfant de 1 an.

— MARFAN —

Huile de foie de morue.	500 gr.
Sirop de lacto-phosphate de chaux.	350 gr.

Solution de lacto-phosphate de chaux.	150 gr.
Alcoolature de zeste de citron. . .	20 gr.
Gomme adragante.	5 gr.

4 cuillerées à café par jour avant les tetées.

Lait phosphaté. (Voir *Laits médicinaux.*)

Phosphate de soude. — Sel cristallisé en prismes rhomboïdaux, incolore, inodore, d'une saveur faible. — Purgatif.

De 0 à 15 mois	5 à 10 gr.
De 15 mois à 3 ans	10 à 15 gr.
De 3 à 5 ans	15 à 20 gr.
De 5 à 10 ou 12 ans.	20 à 40 gr.

Hypophosphite de chaux. — S'emploie sous la forme de sirop ou de solution.

SIROP D'HYPOPHOSPHITE DE CHAUX DU CODEX

Hypophosphite de chaux	5 gr.
Eau distillée de fleurs d'oranger. .	50 gr.
Sirop simple.	445 gr.

20 grammes de sirop renferment 0 gr. 20 de sel.

La solution d'hypophosphite de chaux est titrée comme le sirop.

De 0 à 15 mois . . .	5 à 10 gr.	de solution	ou de sirop.
De 15 mois à 3 ans. .	10 à 15 gr.	—	—
De 3 à 5 ans. . . .	15 à 20 gr.	—	—
De 5 à 10 ou 12 ans .	20 à 40 gr.	—	—

On prescrira de même la solution ou le sirop d'hypophosphite de soude.

Substances incompatibles avec le chlorhydro, lacto

et biphosphate de chaux : sels alcalins, bicarbonate de soude, sulfates solubles (CH. LAUTISSIER).

∴

Picrotoxine. — Principe actif de la coque du Levant, d'*Anamirta cocculus*, de la famille des Ménispermées. — Antispasmodique, antisudoritique.

De 0 à 15 mois .	abstention.	
De 15 mois à 3 ans		
De 3 à 5 ans. . . .	0 gr. 0005 à 0 gr. 001	de picrotoxine
De 5 à 10 ou 12 ans	0 gr. 001 à 0 gr. 005	*pro die.*

∴

Pilocarpine. — Alcaloïde du Jaborandi ou feuilles du *Pilocarpus pinnatus* (Rutacées), plante qui croît dans l'Amérique du Sud. Le chlorhydrate de pilocarpine se présente sous la forme de cristaux blancs, d'une saveur astringente, solubles dans l'eau. D'après A. Weber, 0 gr. 02 de chlorhydrate de pilocarpine produisent les mêmes effets qu'une infusion de 5 grammes de feuilles de Jaborandi. — Sudorifique.

Chlorhydrate de pilocarpine :

— DEMME —

Au-dessous de 2 ans. .	0 gr. 005
Entre 2 et 6 ans. . . .	0 gr. 007 à 0 gr. 010
Au-dessus de 6 ans . .	0 gr. 025

En injections hypodermiques.

Acétate neutre de plomb ou sucre de Saturne. — Poudre efflorescente, soluble dans 1 partie d'eau et dans 8 d'alcool. — Astringent, hémostatique.

— Baginsky —

De 0 à 15 mois	0 gr. 001 à 0 gr. 0035	*pro die*
De 15 mois à 3 ans . . .	0 gr. 0035 à 0 gr. 01	—
De 3 à 5 ans.	0 gr. 01 à 0 gr. 02	—
Au delà.	0 gr. 02 à 0 gr. 05	—

Dans une potion, par cuillerées à café toutes les 2 heures ou en poudre mélangée à du sucre pulvérisé, en plusieurs prises.

Substances incompatibles : acide sulfurique, sulfates alcalins, carbonates alcalins, tanin, lait.

Contre-poisons : eau sulfureuse, eau albumineuse, lait, sulfure de fer hydraté, alun.

Acétate de plomb liquide (sous-) ou extrait de Saturne. — Réservé pour l'usage externe. — Antiphlogistique, résolutif, siccatif.

S'emploie étendu d'eau ou en pommade.

1° Eau blanche, ou eau végéto-minérale, ou eau de Goulard :

Extrait de Saturne.	1 gr.
Alcoolat vulnéraire.	4 gr.
Eau commune	45 gr.

2° Cérat de Saturne ou cérat de Goulard :

Extrait de Saturne.	1 gr.
Cérat de Galien	9 gr.

Carbonate de plomb ou céruse. — Poudre blanche,

lourde, insoluble dans l'eau. — Employée parfois comme siccatif sous forme d'emplâtre.

Extrême prudence.

Substances incompatibles : les sulfates alcalins et leurs carbonates, l'acide sulfurique, le tanin et les substances qui en contiennent (BOUCHARDAT).

Contre-poisons : d'abord les boissons mucilagineuses, l'albumine, le lait. — Évacuation du contenu stomacal.

Comme antidotes directs, les sulfates alcalins : sulfate de potasse, de soude ou sulfate de magnésie ; on donne ainsi lieu à la formation d'un sulfate de plomb insoluble. Puis purgatif huileux.

Encore eau sulfureuse, alun, sulfure de fer hydraté. — Contre l'intoxication chronique, bains chauds prolongés, cataplasmes chauds sur l'abdomen, opiacés à l'intérieur et purgatifs.

* * *

Podophylline. — Substance retirée du rhizome du *Podophyllum peltatum*, plante de la famille des Berbéridacées, qui croit en Amérique. — Poudre jaunâtre, d'une odeur vireuse, d'une saveur amère, insoluble dans l'eau, soluble dans l'alcool, l'éther, les alcalins. — Laxatif, cholalogue.

— LE GENDRE —

De 1 à 2 ans	abstention.
De 3 à 5 ans	0 gr. 01 à 0 gr. 03
De 5 à 10 ans. . . .	0 gr. 03 à 0 gr. 05

Dans un peu de miel ou en pilules.

Propylamine. — Ammoniaque composée qu'on extrait de la saumure des harengs. — Inusité.

∴

Pruneaux. — Fruits desséchés du *Prunus domestica*, arbre de la famille des Amygdalées. La pulpe de pruneaux est un léger laxatif.

∴

Pyrèthre (*Anacyclus pyrethrum*). — Plante de la famille des Corymbifères, qui croît en Asie, en Afrique. — Sialagogue. A l'extérieur, la poudre est employée comme insecticide.

∴

Pyridine. — Liquide volatil, incolore, d'une odeur extrêmement forte et spéciale, soluble dans l'eau, l'alcool et l'éther, obtenu dans la distillation en vase clos de matières organiques azotées. — Anti-asthmatique.

Pyridine, V gouttes versées sur un mouchoir placé devant la poitrine de l'enfant.

Ou encore en faire évaporer II à IV gouttes sur une assiette.

Q

Quassia amara. — Plante de famille des Simaroubées, qui croît en Guyane et dont on utilise la racine. — Amer.

Copeaux de Quassia amara . . .	3 à 10 gr.
Eau.	1000

Macération de 12 heures.

Un verre à liqueur à un verre à Bordeaux le matin à jeun, au-dessus de 3 ans.

∴

Quassine. — Principe amer du *Quassia amara*, cristallise en cylindres blancs, inodore, d'une saveur extrêmement amère, peu soluble dans l'eau et dans l'éther, soluble dans l'alcool.

∴

Quebracho (*Aspidosperma quebracho*). — Arbre de la famille des Apocynacées qui croît au Chili. — Inusité en thérapeutique infantile.

∴

Quillaïa (*Quillaia smegmadermos*). — Plante de la famille des Rosacées ; contient de la saponine et s'emploie aux mêmes doses que le polygala. — Moins désagréable.

∴

Quinine. — Découverte par Pelletier et Caventou dans l'écorce de quinquina. Isolée, la quinine se présente sous l'aspect amorphe et anhydre, mais ne tarde pas, en absorbant un peu d'eau, à se transformer en petits cristaux : peu soluble dans l'eau, facilement soluble dans l'alcool et l'éther. C'est une base monoacide qui forme des sels bien cristallisés.

SELS DE QUININE, RICHESSE EN QUININE ET SOLUBILITÉ D'APRÈS M. P. YVON

1 gramme	Soluble dans	Contient
Sulfate de quinine médicinal	740 gr. d'eau	74 p. 100 de quinine, 4 à 5 p. 100 de cinchonine.
Sulfate de quinine pur . .	755 —	74,31 p. 100
Bisulfate de quinine ou sulfate neutre	10 —	59,12 —
Chlorhydrate de quinine. .	25 —	81,71 —
Bromhydrate de quinine. .	60 gr. eau fdᵉ	76,6 —
Valérianate de quinine. .	110 gr. d'eau	76,93 —
Salicylate de quinine . . .	900 —	68,70 —
Lactate de quinine. . . .	3 gr. eau fdᵉ	78,26 —

On peut y ajouter :

Chlorhydro-sulfate de quin.	1 gr. d'eau	74,2 —

Tableau comparatif de la richesse des sels de quinine par rapport au sulfate de quinine (Soubeiran).

100 parties de sulfate de quinine neutre équivalent à :

Phosphate de quinine.	86,3
Quinine hydratée.	86,7
Acétate de quinine	87.6
Chlorhydrate de quinine	88,6
Citrate de quinine.	88.6
Arsénite de quinine.	89,8
Ferrocyanate de quinine.	90
Arséniate de quinine.	91,6
Lactate de quinine.	95
Valérianate de quinine.	101
Tannate de quinine.	350

Le plus fréquemment employé est le sulfate de quinine.

Sulfate de quinine ou sulfate basique de quinine. — Cristallisé en aiguilles blanches, soyeuses et flexibles, d'une saveur extrêmement amère, peu soluble dans l'eau froide, très soluble dans l'eau acidulée, soluble dans l'alcool.

— D'Espine et Picot —

De 0 à 1 an. . .	0 gr. 05 à 0 gr. 15	*pro die.*
De 1 à 2 ans . .	0 gr. 10 à 0 gr. 20	—
De 2 à 3 ans . .	0 gr. 15 à 0 gr. 25	—
De 3 à 4 ans . .	0 gr. 20 à 0 gr. 30	—
De 4 à 7 ans . .	0 gr. 25 à 0 gr. 40	—
De 7 à 10 ans . .	0 gr. 30 à 0 gr. 60	—
De 10 à 15 ans . .	0 gr. 50 à 1 gr.	

Laudanum de Sydenham. . . .	V gouttes.
Sirop.	20 gr.

2 à 3 cuillerées à café par jour.

∴

Potion de Rivière. — Administrer simultanément une cuillerée à café de chacune des deux potions en commençant par le n° 1.

N° 1. — Potion alcaline :

Bicarbonate de potasse.	2 gr.
Eau commune.	50 gr.
Sirop de sucre	15 gr.

N° 2. — Potion acide :

Acide citrique	2 gr.
Eau commune.	50 gr.
Sirop d'acide citrique.	15 gr.

∴

Potion de Todd. — Tonique stimulant.

Eau-de-vie vieille ou rhum . . .	40 gr.
Sirop simple	30 gr.
Teinture de cannelle	5 gr.
Eau	75 gr.

∴

Pougues Saint-Léger (Nièvre). — Eau naturelle gazeuse bicarbonatée calcique, magnésienne, ferrugineuse et iodée, d'un goût très agréable.

D'après l'analyse de M. Carnot, ingénieur en

chef des mines, l'eau de la source Saint-Léger contient les éléments suivants :

Résidu fixe par litre : 2 gr. 4800.

On a dosé par litre d'eau :

Acide carbonique	libre.	2 gr. 1178
	des bicarbonates .	1 gr. 8122
	TOTAL. . . .	3 gr. 9300
Acide chlorhydrique		0 gr. 1322
Acide sulfurique		0 gr. 0996
Silice.		0 gr. 0340
Protoxyde de fer.		0 gr. 0270
Chaux		0 gr. 6620
Magnésie		0 gr. 1261
Potasse.		0 gr. 0327
Soude.		0 gr. 5123
Matières organiques.		0 gr. 0025
Lithine.		0 gr. 0009
	TOTAL.	5 gr. 5350

Peut être utilement administrée dans les gastro-entérites infantiles, surtout dans les états gastro-hépatiques, c'est-à-dire quand les troubles digestifs s'accompagnent de congestions hépatiques, de polycholie (J. SIMON). Cette eau peut encore, grâce à la quantité notable de fer qu'elle contient, rendre des services dans la chloro-anémie.

∴

Précipité blanc et précipité rouge. (Voir *Mercure.*)

∴

Baginsky et Bouchut la prescrivent à la dose de 0 gr. 005 pour la première enfance et de 0 gr. 01 pour la seconde, sous la forme suivante :

— BOUCHUT —

Podophyllin	0 gr. 05
Cognac	5 gr.
Sirop de guimauve.	95 gr.

1 à 2 cuillerées à café tous les 3 à 4 jours.

∴

Polygala (*Polygala senega*). — Plante de la famille des Polygalées, dont on utilise la racine. — Augmente et modifie les sécrétions bronchiques (BRETONNEAU).

De 0 à 15 mois . .	1 à 2 gr. de racine de polygala.		
De 15 m. à 3 ans .	2 à 3 gr.	—	
De 3 à 5 ans . . .	3 à 5 gr.	—	
De 5 à 10 ou 12 ans	5 à 10 gr.	—	—

En infusion dans 100 à 150 grammes d'eau, par cuillerées à bouche dans la journée.

Le sirop de polygala contient pour 30 grammes les parties solubles de 2 grammes de racine.

∴

Pommade d'Autenrieth ou pommade stibiée, utilisée comme moyen de dérivation contre la coqueluche.

Emétique	10 gr.
Axonge benzoïnée	30 gr.

Frictions très légères avec gros comme un petit pois sur la poitrine.

∴

Pommade d'Helmerich ou pommade sulfoalcaline :

Soufre sublimé	20 gr.
Carbonate de potasse. . . . . . }	ãã 10 gr.
Eau distillée. . . . . }	
Huile d'amande . . . . }	
Axonge	70 gr.

∴

Potasse caustique ou Potasse à la chaux. — Corps cristallin, incolore, inodore, très soluble dans l'eau.

Entre dans la composition de la poudre de Vienne ou caustique de Vienne :

Potasse à la chaux. . . . . . . }	ãã p. é.
Chaux vive en poudre . . . . . }	

Nitrate de potasse. — Sel incolore, cristallisé dans le système orthorhombique, d'une saveur fraîche, soluble dans l'eau, insoluble dans l'alcool. — Diurétique. (Voir *Nitre.*)

∴

Potion de Gœlis, contre les coliques des enfants :

Infusion de fenouil . . . . }	ãã 50 gr.
Eau distillée de fenouil . . . . }	
Magnésie carbonatée	1 gr.

A faire prendre à l'enfant sous une des formes indiquées plus loin.

Hénoch recommande de ne jamais dépasser, chez les enfants, la dose de 0 gr. 50.

Cependant, quelques auteurs dépassent de beaucoup ces doses dans la fièvre typhoïde. Ainsi, le Pr Grancher la prescrit, dans ces cas, à haute dose :

De 3 à 4 ans.	0 gr. 75 à 1 gr.
A 5 ans et au-dessus. .	1 gr. à 1 gr. 50

Sous forme de chlorhydrate de quinine de préférence, à faire prendre à l'enfant vers 5 à 6 heures du soir par fractions de 0 gr. 50, de demi-heure en demi-heure.

Hagenbach également, dans la fièvre typhoïde, l'administre aux doses suivantes :

De 1 à 5 ans. . . .	0 gr. 70 à 1 gr.
De 6 à 10 ans. . . .	1 gr. à 1 gr. 50
De 10 à 15 ans. . . .	1 gr. 50 à 2 gr.

Modes d'administration. — L'extrême amertume des sels de quinine rend leur administration par la voie buccale difficile. On aura recours aux préparations suivantes :

Pilules de sulfate de quinine :

— J. Simon —

Sulfate de quinine	0 gr. 01
Miel	Q. s.

Pour 1 pilule très petite qu'on argentera et qu'on fera prendre par 10 ou 15 à la fois dans un peu de confiture de groseilles. Encore dans de la confiture et, mieux, dans du chocolat qu'on fait fondre et dans lequel on incorpore le sel de quinine.

Potion au sulfate de quinine :

℞	Sulfate de quinine	0 gr. 50
	Acide tartrique.	0 gr. 30
	Infusion de café. . . . . . }	ãã 30 gr.
	Sirop d'éc. d'oranges amères. }	

Chaque cuillerée à café contient 0 gr. 05 de sulfate de quinine. Au-dessus de 5 ans on peut l'administrer en petits cachets.

Lavement au sulfate de quinine :

℞	Sulfate de quinine	Q. s.
	Acide tartrique.	0 gr. 50
	Infusion d'eucalyptus à 5 p. 100.	60 gr.
	Laudanum de Sydenham . . .	1/2 à 1 goutte.

Faire prendre d'abord un grand lavement d'eau tiède, puis donner le sulfate de quinine avec une petite seringue en verre. Chaque lavement sera de 2 à 3 cuillerées à bouche seulement et la dose de sulfate de quinine sera double de celle qu'on aurait donné par la bouche, car le mucus alcalin rectal en neutralise en partie l'absorption (J. SIMON).

Suppositoires au sulfate de quinine :

— BOUCHUT —

Sulfate de quinine.	0 gr. 10 à 0 gr. 15
Beurre de cacao acidifié . .	Q. s.

Pour 1 suppositoire.

Pommade au sulfate de quinine :

— SÉMANAS —

Sulfate de quinine.	1 gr.
Axonge	10 gr.

Pour faire des frictions axillaires.

— Le Gendre —

De 0 à 2 ans.	abstention.
De 3 à 5 ans.	0 gr. 01 à 0 gr. 02
De 5 à 10 ans. . . .	0 gr. 02 à 0 gr. 05

Solution pour injections hypodermiques :

Chlorhydrate de pilocarpine.	0 gr. 075 à 0 gr. 10
Eau distillée	10 gr.

1/4 à 1/2 seringue de Pravaz (très prudemment).

Ces doses cependant, d'après Sczíklai (Congrès de Rome, 1894), pourraient être de beaucoup dépassées dans les laryngites diphtériques.

— Sczíklai —

De 0 à 1 an	0 gr. 01 à 0 gr. 02	de pilocarpine.
De 1 à 3 ans	0 gr. 02 à 0 gr. 03	—
De 3 à 6 ans	0 gr. 04 à 0 gr. 06	—
De 6 à 10 ans	0 gr. 06 à 0 gr. 07	—
De 10 à 15 ans. . . .	0 gr. 07 à 0 gr. 10	—

Il est indifférent d'administrer la pilocarpine par la voie stomacale ou par la voie hypodermique (Sczíklai).

— Guttmann —

Chlorhydrate de pilocarpine.	0 gr. 03 à 0 gr. 04
Pepsine.	6 à 8 gr.
Acide chlorhydrique.	XII gouttes.
Eau	80 gr.

Une cuillerée à café toutes les heures (diphtérie).

— Guttmann et Demo —

Chlorhydrate de pilocarpine . . .	0 gr. 05
Vin d'Espagne.	100 gr.

Une cuillerée à café toutes les heures.

Pipérazine (*Ethylenimine*). — Poudre cristalline blanche, de réaction très alcaline, soluble dans l'eau. — Stimulant du système nerveux, antigoutteux, dissolvant de l'acide urique. Chez l'adulte à la dose maxima de 1 gramme par jour.

∴

Piscidia érythrina. — Arbuste de la famille des Légumineuses, qui croit dans l'Inde. L'écorce de la racine contient un alcaloïde, la piscidine.— Sédatif.

— HUCHARD —

Teinture de piscidia erythrina . } ãã 20 gr.
Teinture de viburnum prunifolium }

X à XXX gouttes de ce mélange chez les fillettes de 12 à 15 ans.

∴

Pixol. — Liquide limpide brun foncé, d'une odeur agréable, soluble dans l'eau; dérivé du goudron. — Antiseptique externe.

Pixol	5 gr.
Eau.	100 gr.

Ne produit pas d'action caustique.

∴

Plomb. — Les sels les plus employés en thérapeutique sont l'acétate neutre de plomb, le sous-acétate de plomb liquide, le carbonate de plomb.

Pour les injections hypodermiques, mieux vaut recourir à un autre sel de quinine, au chlorhydrosulfate ou au bromhydrate.

Chlorhydrosulfate de quinine. . .	5 gr.
Eau distillée.	10 cent. cubes

1 centimètre cube ou une seringue de Pravaz contient 0 gr. 50 de sel.

Le **Bichlorhydrate de quinine** est une poudre cristalline très soluble dans l'eau ; 1 gramme d'eau en dissout 50 centigrammes. A l'intérieur, même dosage que pour le sulfate de quinine, mais il se prête surtout à l'usage hypodermique :

Bichlorhydrate de quinine . .	2 gr. 50
Eau distillée.	10 cent. c.

Chaque seringue de Pravaz contiendra 0 gr. 25 de sel. On l'administre alors à dose moitié moindre que par la voie buccale.

Le **Bromhydrate de quinine** est assez soluble dans l'eau. Il s'emploie aux mêmes doses que le sulfate et se prête à l'usage hypodermique.

Solution pour injections sous-cutanées :

— DARDENNE —

Bromhydrate de quinine . . .	1 gr.
Eau distillée.	10 gr.
Acide sulfurique.	X gouttes.

X gouttes de cette solution représentent 5 centigrammes de bromhydrate de quinine.

Le **Chlorhydrate de quinine** est un sel cristallisé

en aiguilles nacrées, soluble dans 25 parties d'eau aussi employé aux mêmes doses que le sulfate.

Le **chlorhydro-sulfate** est soluble dans son poids d'eau à la température ordinaire ce qui est très utile pour l'usage hypodermique. En outre il contient la même quantité de quinine pour le même poids que le sulfate médicinal.

Chlorhydrosulfate de quinine.	5 gr.
Eau distillée.	10 cent. c.

Chaque seringue de Pravaz contiendra 0 gr. 50 de sel.

Le **lactate de quinine** s'obtient par l'action de l'acide lactique sur la quinine. Il est soluble dans 3 parties d'eau froide et ressemble par sa cristallisation beaucoup au sulfate de quinine. Il contient un peu plus de quinine que le sulfate et devra s'employer à doses un peu moindres.

Le **Valérianate de quinine** est un sel cristallisé en prismes hexagonaux formant souvent des masses soyeuses, d'une saveur amère, d'une odeur d'acide valérianique, soluble dans 110 parties d'eau froide, soluble dans l'alcool, très peu soluble dans l'éther.
— Le Gendre —

De 1 à 2 ans . . .	0 gr. 05 à 0 gr. 15
De 3 à 5 ans . . .	0 gr. 25 à 0 gr. 30
De 5 à 10 ans. . .	0 gr. 30 à 0 gr. 75

Dans une infusion forte de café sucré.

Quinium. — Extrait alcoolique de quinquina à la chaux titré contenant le tiers de son poids de sulfates d'alcaloïdes (3/4 de quinine, 1/4 de cinchonine). — Fébrifuge, reconstituant.

Vin de quinium :

— Labarraque —

Quinium	4 gr. 50
Alcool	50 gr.
Vin blanc généreux	1000 gr.

4 gr. 50 de quinium = 1 gr. de sulfate de quinine et 0 gr. 50 de sulfate de cinchonine.

De 3 à 5 ans	15 à 20 gr.	de vin de quinium étendu d'eau
De 5 à 10 ou 12 ans. .	20 à 30 gr.	

∴

Quinquina. — Les arbres à quinquina, *Cinchona*, de la famille des Rubiacées, ne croissent que dans l'Amérique du Sud sur différentes ramifications de la chaîne des Andes à une altitude variant de 1,200 à 3,270 mètres.

Il en existe trois espèces principales :

Le quinquina gris Huanoco, quinquina gris brun de Lima (*Cinchona micrantha*) est moins riche en quinine qu'en cinchonine.

Le quinquina Calisaya, quinquina jaune royal (*Cinchona calisaya*) donne par écorce du commerce 0 gr. 035 à 0 gr. 040 de sulfate de quinine.

Le quinquina rouge, quinquina rouge vrai, quinquina rouge vif (*Cinchona ciccurubra*) fournit par écorce 0 gr. 025 à 0 gr. 030 de sulfate de quinine.

L'*Extrait mou de quinquina* est préparé à l'eau avec le quinquina gris officinal :

De 0 à 15 mois.	0 gr. 10 à 0 gr. 30	d'extr. mou
De 15 m. à 3 a.	0 gr. 30 à 0 gr. 50	—
De 3 à 5 ans. .	0 gr. 50 à 1 gr.	—
De 5 à 10 ou 12.	1 à 4 gr.	—

Dans une potion.

Sirop de quinquina du Codex

Quinquina calisaya	100 gr.
Alcool à 30°	1000 gr.
Eau	Q. s.
Sucre	1000 gr.

De 0 à 15 mois. .	1 à 2 cuill. à café	par jour.
De 15 mois à 3 ans	2 à 4 cuill. à café	—
De 3 à 5 ans . . .	1 cuill. à bouche	—
De 5 à 10 ou 12 a.	2 à 3 cuill. à bouche	—

Vin de quinquina du Codex

Quinquina gris.	50 gr.
Alcool à 60°	100 gr.
Vin rouge	1000 gr.

— J. Simon —

Au-dessous de 2 ans	abstention.		
Au-dessus de 2 ans.	1 cuill. à café vin quinquina *pro die*		
De 3 à 4 ans. . . .	1 cuill. à dessert	—	—
De 10 à 12 ans. . .	1 cuill. à bouche	—	—

Étendre toujours le vin d'un peu d'eau. En suspendre l'emploi 1 jour par semaine.

Teinture de quinquina

Quinquina.	1 gr.
Alcool à 60°	5 gr.

Phénosalyl. — Antiseptique ainsi composé :

Phénol	70 gr.
Acide lactique.	20 gr.
Acide salicylique	10 gr.
Menthol.	1 gr.

Cette combinaison trouvée par le Dr de Christmas se présente sous la forme d'un liquide incolore, d'odeur aromatique, de consistance sirupeuse, très soluble dans l'alcool et la glycérine, soluble dans l'eau froide jusqu'à 3 p. 100. Moins toxique que le sublimé, sans action irritante sur la peau en solution convenable.

Gargarisme :

Phénosalyl pur.	1 gr.
Glycérine	25 gr.
Alcool de menthe	10 gr.
Eau.	250 gr.

En collyre contre l'ophtalmie purulente :

Phénosalyl pur.	0 gr. 01
Eau distillée.	10 gr.

Cinq fois par jour 1 goutte dans l'œil.

Pommade :

Vaseline ou lanoline.	30 gr.
Phénosalyl.	0 gr. 30

On utilise aussi les propriétés du phénosalyl pour la préparation des gazes et cotons antiseptiques (2 p. 1 000) et pour la conservation des crins, soies, éponges utilisés dans la pratique chirurgicale.

On l'emploie pour l'usage externe en solution à 1/2 et 1 p. 100.

∴

Phosphore. — Corps solide, blanc jaunâtre, demi-transparent, insoluble dans l'eau, soluble dans l'alcool, l'éther, les corps gras, certaines essences, le sulfure de carbone. C'est un poison violent qu'il faut manier avec prudence. Le phosphore rouge ou amorphe est beaucoup moins toxique. — Antirachitique.

Kassowitz (de Vienne) prescrit le phosphore à la dose de 1/2 milligramme par jour sous une des formes suivantes :

Phosphore	0 gr. 01
Huile de foie de morue	100 gr.

ou :

Phosphore	0 gr. 01
Lipanine.	30 gr.
Sucre blanc pulvérisé. . . . } Gomme adragante pulvérisée }	ââ 15 gr.
Eau distillée	10 gr.

ou :

Phosphore	0 gr. 01
Sucre blanc pulvérisé	30 gr.
Huile d'amandes douces . . .	70 gr.
Essence de fraises	XX gouttes

Dans chacune de ces formules une cuillerée à café contient 1/2 milligramme de phosphore.

M. Le Gendre le prescrit aux doses suivantes sous la forme d'huile phosphorée :

De 1 à 2 ans	0 gr. 001
De 3 à 5 ans	0 gr. 002
De 5 à 10 ans.	0 gr. 005

Trousseau prescrivait le beurre suivant à faire

De 0 à 15 mois.	abstention.
De 15 mois à 3 ans	1 à 2 gr. de teinture *pro die*
De 3 à 5 ans. .	2 à 4 gr. — —
De 5 à 10 ou 12 a.	4 à 5 gr. — —

Dans une potion étendue.

Usage externe. — La poudre de quinquina rouge s'emploie comme antiseptique sur les plaies.

∴

Raifort (*Cochlearia armoracia*). — Plante de la famille des Crucifères. — Stimulant, tonique.

Sirop de raifort composé ou sirop antiscorbutique

Feuilles récentes de cochlearia.	} ãã 1000 gr.
— de cresson. .	
Racine récente de raifort . . .	
Feuilles sèches de ményanthe . .	100 gr.
Zeste d'oranges amères	200 gr.
Cannelle de Ceylan	50 gr.
Vin blanc.	1000 gr.
Sucre blanc.	5000 gr.

De 0 à 15 mois	5 à 15 gr.
De 15 mois à 3 ans	15 à 20 gr.
De 3 à 5 ans	20 à 30 gr.
De 5 à 10 ou 12 ans	30 à 60 gr.

Le sirop de raifort iodé est composé de la façon suivante :

Sirop de raifort iodé

Iode sublimé	1 gr.
Alcool à 90°	15 gr.
Sirop de raifort composé	985 gr.

De 0 à 15 mois. .	abstention.	
De 15 mois à 3 ans	5 à 10 gr.	de sirop de raifort iodé *pro die*
De 3 à 5 ans. . .	10 à 15 gr.	
De 5 à 10 ou 12 a.	15 à 30 gr.	

Étendu d'eau.

∴

Ratanhia (*Krameria triandra*). — De la famille des Polygalées, dont on utilise la racine sous diverses formes. — Astringent.

SIROP DE RATANHIA

Extrait de ratanhia	25 gr.
Sirop simple	775 gr.
Eau distillée	50 gr.

20 grammes contiennent 0 gr. 50 d'extrait.

De 0 à 15 mois. .	5 à 10 gr.	de sirop de ratanhia
De 15 mois à 3 ans	10 à 20 gr.	—
De 3 à 5 ans . .	20 à 30 gr.	—
De 5 à 10 ou 12 a.	30 à 50 gr.	—

Dans une potion à faire prendre par cuillerées à café toutes les heures.

Substances incompatibles : sels métalliques, alcalis, albumine.

∴

Réglisse (*Glycyrrhyza glabra*). — Plante de la famille des Légumineuses. — Émollient.

Racine de réglisse, 50 grammes en infusion pendant 2 heures dans 1 litre d'eau bouillante.

∴

famille des Violariées, dont on utilise les feuilles et les fleurs. — Émollient.

10 grammes de feuilles sèches ou de fleurs pour 1 litre d'eau en infusion.

SIROP DE PENSÉE SAUVAGE DU CODEX

Pensée sauvage desséchée. . . .	80 gr.
Eau bouillante	1000 gr.
Sirop de sucre.	1500 gr.
Sucre blanc	Q. s.

10 à 50 grammes dans une tasse de tisane.

∴

Pental ou Triméthyléthylène. — Liquide mobile, incolore, neutre, facilement inflammable, brûlant avec une flamme très éclairante, doué d'une odeur éthérée particulière et d'une saveur douceâtre. — Anesthésique.

Le triméthyléthylène se prépare en distillant l'alcool amylique de fermentation en présence de chlorure de zinc fondu. On traite le produit par l'acide sulfurique étendu et on distille. La partie qu'on distille est un mélange de triméthyléthylène et d'alcool amylique tertiaire. Ce dernier corps entrant en ébullition vers 100° tandis que le triméthyléthylène bout à 36-38°, on les sépare aisément par distillation fractionnée.

Administré comme le chloroforme sur une compresse à la dose de 20 centimètres cubes, provoque au bout de 3 à 4 minutes un sommeil peu profond mais suffisant pour permettre de petites opérations chirurgicales (BOCQUILLON-LIMOUSIN).

Non utilisé dans la thérapeutique infantile.

∴

Pepsine. — Principe actif de la digestion gastrique, poudre fine, presque blanche, à peu près inodore et insipide, formant avec l'eau une solution trouble. — Contre certaines dyspepsies.

De 0 à 15 mois .	0 gr. 05 à 0 gr. 10	de pepsine *pro die*
De 15 mois à 3 ans	0 gr. 10 à 0 gr. 20	
De 3 à 5 ans. . .	0 gr. 20 à 0 gr. 40	
De 5 à 10 ou 12 ans	0 gr. 40 à 1 gr.	

Dans un peu d'eau.

VIN DE PEPSINE DU CODEX

Pepsine médicinale. . . . . . . 50 gr.
Vin de Lunel. . . . . 1000 gr.

Une cuillerée à café immédiatement après le repas, à partir de 3 ans.

∴

Peptone. — Substance obtenue au moyen d'une bonne viande de bœuf privée de graisse en traitant cette viande par la pepsine et ensuite par la pancréatine. Soluble dans l'eau (NOTHNAGEL).

Sirop de peptone :

— CATILLON —

Peptone de viande (solut. saturée). 125 gr.
Sucre. . . . . 90 gr.
Vin d'éc. d'oranges amères au Lunel 35 gr.

∴

à 90° de manière à le réduire en une pâte molle (BOUCHARDAT).

L'eschare tombe ordinairement le 4e jour.

∴

Paullinia sorbilis. — Arbuste de la famille des Sapindacées qui croît dans l'Amérique du Sud et dont les semences broyées servent à fabriquer une pâte très employée au Brésil, la *Guarana*, encore peu employée en Europe et qui contient comme principes actifs de l'acide tanique et de la caféine.

∴

Pavot (*Papaver somniferum album*). — Plante indigène de la famille des Papavéracées qui parait contenir les mêmes principes que l'opium mais en plus faible quantité. Les principes narcotiques des capsules du pavot variant en quantité selon des facteurs nombreux, époque de la récolte, grosseur des capsules, il convient de réserver le pavot indigène pour l'usage externe.

L'hydrolé de pavot se prépare en faisant infuser 20 à 30 grammes de capsules sèches dans 1 litre d'eau. Pour lotions et fomentations.

Le sirop de pavot blanc du Codex est aujourd'hui abandonné et remplacé par le sirop diacode. (Voir *Opium*.)

∴

Pelletiérine. — Alcaloïde retiré par Tanret de l'écorce de racine de Grenadier. — Tænifuge.

S'emploie sous forme de tanate ou de sulfate de pelletiérine.

Sulfate de pelletiérine :

— Le Gendre —

De 1 à 2 ans . . .	abstention.
De 3 à 5 ans . . .	0 gr. 10 à 0 gr. 25
De 5 à 10 ans. . .	0 gr. 25 à 0 gr. 30

Dans une potion de 20 grammes à administrer en une seule fois. Faire boire ensuite un peu d'eau et une demi-heure après faire prendre un peu d'eau-de-vie allemande ; 3 à 4 heures après le tænia est rendu.

Barthez et Sanné prescrivent le sulfate de pelletiérine à la dose de 0 gr. 05 à 0 gr. 10.

D'Espine et Picot ont donné avec succès et sans inconvénients à un enfant de 5 ans une cuillerée à café de la solution de Tanret (0 gr. 06 de sulfate de pelletiérine).

Tannate de Pelletiérine. — Barthez et Sanné disent qu'on peut le prescrire sans crainte à la dose de 0 gr. 20 à 0 gr. 40.

Dujardin-Beaumetz le prescrit à la dose de 0 gr. 20.

Le même auteur est d'accord avec Bérenger-Féraud et Laboulbène pour recommander la plus extrême prudence dans l'administration de la pelletiérine.

⁂

Pensée sauvage (*Viola arvensis*). — Plante de la

Résorcine (*Métadiphénol*). — Cristaux incolores, inodores, solubles dans l'eau, l'alcool et l'éther.

Obtenue en faisant agir la potasse en fusion sur la gomme ammoniaque. — Antiseptique interne, fébrifuge.

— D'Espine et Picot —

1re année . . . . . 0 gr. 10 à 0 gr. 20

— Le Gendre —

De 1 à 2 ans.	0 gr. 20
De 3 à 5 ans.	0 gr. 50 à 1 gr.
De 5 à 10 ans	1 à 2 gr.

— Tordeus —

De 1 à 2 ans	0 gr. 02 à 0 gr. 04	(3 à 4 fois p. j.)
De 2 à 3 ans	0 gr. 04 à 0 gr. 06	—
De 3 à 5 ans	0 gr. 06 à 0 gr. 10	—
De 5 à 10 ans	0 gr. 10 à 0 gr. 20	—

— D'Espine et Picot —

Résorcine pure.	1 gr.
Vin de Malaga	80 gr.
Eau de mélisse.	20 gr.
Acide chlorhydrique	II gouttes

Une cuillerée à dessert 2 à 4 fois par jour avant les repas suivant l'âge.

Usage externe. — En badigeonnages sur la région sus-glottique à l'aide d'un pinceau courbe à longue hampe, toutes les heures jour et nuit avec la solution suivante :

— Moncorvo —

Résorcine chimiquement pure . .	1 gr.
Eau distillée ou glycérine	15 gr.

Dans la coqueluche.

En applications locales sur les zones faviques avec la pommade suivante :

— Jamieson —

Résorcine	4 gr.
Lanoline	ãã 8 gr.
Vaseline	

∴

Rhubarbe (*Rheum officinale*). — Plante originaire du Thibet. — Apéritif, purgatif doux.

Poudre de rhubarbe :

De 0 à 15 mois . .	0 gr. 25 à 0 gr. 50
De 15 mois à 3 ans	0 gr. 50 à 0 gr. 80
De 3 à 5 ans . . .	0 gr. 80 à 1 gr.
De 5 à 10 ou 12 ans	1 gr. à 2 gr.

Comme purgatif.

Le *Sirop de rhubarbe* contient, par 30 grammes, 2 grammes de rhubarbe.

Le *Sirop de rhubarbe composé* ou *sirop de chicorée composé* contient, par 30 grammes, 1 gr. 51 de rhubarbe.

Chez les nourrissons 1 à 2 cuillerées à café comme laxatif.

∴

Ricin. (Voir *Huile de ricin.*)

∴

Romarin (*Rosmarinus officinalis*). — Plante de la famille des Labiées. — Stimulant.

2 à 5 gr. pour 1000 en infusion.

∴

Ronce (*Rubus fruticosus*). — Plante de la famille des Rosacées. — Astringent.

20 à 30 gr. pour 1000 en décoction.

Pour l'usage externe.

∴

Roses de Provins (*Rosa gallica*). — Plantes de la famille des Rosacées. — Astringents.

Pétales secs de roses de Provins	5 à 10 gr.
Eau bouillante.	1000 gr.

Infusion d'une demi-heure.

Conserve de roses

Poudre de roses rouges	1 gr.
Eau distillée de roses	2 gr.
Sucre pulvérisé.	8 gr.

Le sirop de roses rouges contient par 30 grammes 4 grammes de roses.

Miel rosat

Pétales secs de roses rouges . . .	1 gr.
Eau bouillante	à 6 gr.
Miel blanc	

S

Saccharine ou **sucre de houille** ou **acide anhydro-orthosulfamidobenzoïque.** — Dérivé du goudron de houille, poudre blanche cristalline peu soluble dans l'eau froide, soluble dans l'eau chaude, l'éther et l'alcool. On peut augmenter sa solubilité dans l'eau par l'addition d'alcalins. Saveur sucrée extrêmement prononcée.

La saccharine est inoffensive, passe dans les urines sans modification, ne passe pas dans le lait ni dans la salive (ADENO et MOSSO).

De 0 gr. 05 à 1 gramme par jour. Une tablette de 0 gr. 05 suffit pour sucrer une tasse de tisane.

∴

Saccharinate de soude (3 parties de bicarbonate sodique et 2 parties de saccharine). — Donne un produit très soluble, apte à arrêter le développement de toute espèce de microbes et surtout de ceux si nombreux qui vivent dans la bouche.

La saccharinate de soude peut être pris même à la dose de 5 grammes (DROIXHE).

∴

Safran. — Styles et stigmates du *Crocus sativus*, plante de la famille des Iridées. — Stimulant.

TEINTURE DE SAFRAN

Safran	1 gr.
Alcool à 80°	10 gr.

De 0 à 15 mois. . .	0 gr. 10 à 0 gr. 20
De 15 mois à 3 ans	0 gr. 20 à 0 gr. 30
De 3 à 5 ans . . .	0 gr. 30 à 0 gr. 50
De 5 à 10 ans . . .	0 gr. 50 à 1 gr.

Dans une potion.

∴

Safran de mars apéritif ou **carbonate de fer.** (Voir *Fer.*)

∴

Sagou. — Matière amylacée fournie par certains palmiers des Moluques. — Analeptique.

∴

Salep. — Bulbes desséchés de l'*Orchis mascula*, plante de la famille des Orchidées. — Analeptique.

A la dose de 0 gr. 25 à 2 grammes dans du bouillon ou du lait.

∴

Salicine. — Glucoside retiré de l'écorce du *Salix alba* (Amentacées), cristaux nacrés, solubles dans l'eau et l'alcool. — Fébrifuge non utilisé.

∴

Salicylique (acide). (Voir *Acide salicylique.*)

∴

Salicylacétol.— Cristallisé en longues aiguilles, très soluble dans l'alcool chaud, l'éther, le sulfure de carbone, le chloroforme, très difficilement soluble dans l'eau bouillante, insoluble dans l'eau froide et dans l'alcool froid.

« Ce produit possède au point de vue de l'antisepsie intestinale toutes les propriétés du salol sans en avoir les inconvénients représentés surtout par la toxicité du phénol qui entre dans la composition de cette dernière substance. Le salacétol, composé de 75 p. 100 d'acide salicylique et de 25 p. 100 d'acétol, ne peut en aucune façon devenir toxique, l'acétol s'éliminant rapidement sous forme d'acétone. » (Bocquillon-Limousin.)

De 0 à 15 mois. . .	abstention.
De 15 mois à 3 ans	0 gr. 15 à 0 gr. 50
De 3 à 5 ans. . . .	0 gr. 50 à 2 gr.
De 5 à 10 ou 12 ans	2 gr. à 3 gr.

Dissous dans l'huile de ricin.

∴

Salicylate de soude. — Sel cristallisé en petites écailles blanches d'une saveur salée, très soluble dans l'eau. — Antiseptique interne, antithermique, antirhumatismal.

— Le Gendre —

De 1 à 2 ans	0 gr. 50
De 3 à 5 ans	1 gr. à 3 gr.
De 5 à 10 ans	3 gr. à 4 gr.

Dans une potion.

Pocock a donné à un nouveau-né 0 gr. 25 de salicylate de soude toutes les 2 heures dans la première journée puis espaça les doses et obtint la guérison sans accidents.

Substances incompatibles : antipyrine, sirops acides.

∴

Salicylate de bismuth. (Voir *Bismuth.*)

∴

Salicylate de magnésie. — C'est un excellent antiseptique intestinal.

— Le Gendre —

De 1 à 2 ans	0 gr. 50 à 1 gr.
De 3 à 5 ans	2 à 3 gr.
De 5 à 10 ans	3 à 4 gr.

∴

Salicylate de naphtol ou bétol. (Voir *Bétol.*)

∴

Salol ou **Salicylate de phénol.** — Poudre cristalline blanche, d'une odeur spéciale agréable, d'une saveur peu prononcée, presque insoluble dans l'eau et la glycérine, soluble dans l'alcool, l'éther. Contient 38 p. 100 de phénol et se dédouble dans l'organisme sous l'influence du suc pancréatique en acide phénique et en acide salicylique. — Antiseptique, antirhumatismal, antiseptique interne.

— Moncorvo —

Nouveau-nés . . .	0 gr. 15 à 0 gr. 20
Jusqu'à 2 ans . . .	0 gr. 20 à 0 gr. 50
Au-dessus	1 à 2 gr.

Dans un julep.

— Le Gendre —

De 1 à 2 ans.	abstention.
De 3 à 5 ans.	1 à 2 gr.
De 5 à 10 ans	2 à 3 gr.

Dans une potion.

On peut administrer en même temps que le salol du sulfate de soude destiné à transformer l'acide phénique en sulfophénate non toxique.

Usage externe. — S'emploie pur pour le pansement des plaies comme antiseptique.

Substances incompatibles : chlorate de potasse (risques d'explosion à la chaleur).

⁂

Salophène ou éther salicylique du paraamidophénol acétylique. — Cristaux blancs inodores, insipides, insolubles dans l'eau, solubles dans l'alcool, l'éther. Il renferme 50 p. 100 d'acide salicylique (BOCQUILLON-LIMOUSIN). — Antirhumatismal, antipyrétique, analgésique.

S'emploie chez l'adulte à la dose de 6 à 8 grammes par jour.

∴

Salsepareille. — Rhizome de différentes espèces du genre Smilax, plante de la famille des Asparaginées. — Sudorifique.

Tisane de salsepareille :

Salsepareille fendue et coupée. .	20 à 60 gr.
Eau	1000 gr.

Le sirop de Salsepareille contient, par 25 gr., 1 gramme d'extrait, lequel est l'équivalent de 8 gr. de racine.

De 0 à 15 mois. . .	1 à 2 cuil. à c.	sirop de salsepareille.
De 15 mois à 3 ans. .	2 à 4 —	—
De 3 à 5 ans. . .	1 à 2 cuil. à b.	—
De 5 à 10 ou 12 ans. .	2 à 3 —	—

Dans une tasse de tisane.

∴

Santal. — L'essence est un liquide jaune, d'une saveur spéciale, soluble dans l'eau, retiré du bois et de la racine du *Santalum album*, de la famille des Santalacées. — Contre la cystite, la blennorhagie.

De 3 à 5 ans.	1 à 4 capsules de santal.
De 5 à 10 ou 12 ans.	4 à 8 —

∴

Santonine. — Cristaux prismatiques, incolores, inodores et à peu près insipides, peu solubles dans l'eau froide, solubles dans l'eau bouillante, l'alcool, l'éther, le chloroforme, l'essence de térébenthine. C'est le principe actif du semen-contra ou fleurs de l'*Artemisia Sieberi*, plante de la famille des Corymbifères. Le semen-contra d'Alep donne 14 grammes de santonine par kilogramme.

— BOUCHUT —

Au-dessous de 2 ans.	abstention.
A 2 ans	0 gr. 05
A 3 ans	0 gr. 10
A 4 ans	0 gr. 15

Augmenter de 0 gr. 05 par année (BOUCHUT).

— LE GENDRE —

De 1 à 2 ans. . .	abstention.
De 3 à 5 ans. . .	0 gr. 05 à 0 gr. 10
De 5 à 10 ans. . .	0 gr. 10 à 0 gr. 15

D'après Demme, la quantité de santonine qu'on peut administrer efficacement et sans danger aux enfants de 2 à 6 ans, est de 0 gr. 02 à 0 gr. 03 centigrammes par jour.

Il est nécessaire de savoir qu'on a observé des accidents d'intoxication chez un enfant de 3 ans, avec une dose de 0 gr 0125 et avec 0 gr. 10 chez un enfant de 3 ans et demi.

Mode d'administration. — D'après Lewin et Kaspari, la santonine doit être administrée dissoute dans l'huile. Ainsi elle ne serait pas absorbée par l'estomac et irait directement dans l'intestin où, grâce à la lenteur de l'absorption les accidents d'intoxication seraient évités.

Bouchut la prescrivait de la façon suivante :

Santonine.	0 gr. 10
Calomel	0 gr. 15
Sucre de lait pulvérisé. . . .	1 gr.

M. s. a.

A prendre le matin à jeun.

D'après Demme, pour assurer l'action vermifuge de la santonine, il faut l'associer au calomel sous la forme suivante :

Santonine . . . . . 0 gr. 09 à	0 gr. 18
Calomel à la vapeur.	0 gr. 18
Sucre de lait.	4 gr. 50

M. et D. en 9 paquets.

Donner un de ces paquets à 6 heures, un à 7 et un à 8 heures du matin pendant 3 jours consécutifs.

On donne souvent la santonine sous forme de tablettes :

Tablettes de santonine du Codex

Santonine pulvérisée	40 gr.
Sucre blanc.	2000 gr.
Mucilage de gomme adragante.	180 gr.

On fait des tablettes de 2 décigrammes. Chaque tablette représente 1 centigramme de santonine.

∴

Sapin. — Fournit la térébenthine comme les pins.

TISANE DE BOURGEONS DE SAPINS

Bourgeons de sapin.	20 gr.
Eau bouillante	1 litre.

∴

Saponaire (*Saponaria officinalis*). —Plante de la famille des Caryophyllées. — Antiherpétique, sudorifique.

De 10 à 30 grammes en infusion dans 1000 gr. d'eau.

Le sirop de saponaire contient, par 10 grammes, la valeur de 2 grammes de racine de saponaire.

∴

Sauge (*Salvia officinalis*). — Plante de la famille des Labiées. — Excitant.

5 à 10 gr. pour 1000 en infusion.

∴

Savons médicinaux. — « Lorsqu'on met en contact, à une température convenable, les corps gras neutres et les dissolutions alcalines de potasse et de soude ou quelques oxydes tels que la litharge et la chaux, en présence de l'eau, la saponification, c'est-à-dire le dédoublement des corps gras neutres (éthers de la glycérine) a lieu plus ou moins rapidement. La glycérine se constitue aux dépens de l'eau et, comme les glycérides naturels sont des éthers saturés de la glycérine, qui est un alcool triatomique (BERTHELOT), à chacune des molécules de glycérine régénérée correspond la production de trois molécules d'acides gras (monoatomiques), lesquels sont saturés par la base et forment les sels désignés sous le nom de savons. » (SOUBEIRAN.)

SAVON AMYGDALIN OU SAVON MÉDICINAL

Solution d'hydrate de soude marquant 1,33 (36° B.).	10 gr.
Huile d'amandes douces.	21 gr.

En lavement à la dose de 1 à 10 grammes.

SAVON ANIMAL OU SAVON DE MOELLE DE BŒUF

Moelle de bœuf purifiée.	50 gr.
Soude caustique à 1,38 (30° B.) .	25 gr.
Eau	100 gr.
Chlorure de sodium.	10 gr.

∴

Scammonée. — Gomme résine extraite du *Convolvulus scammonia,* plante de la famille des Convolvulacées; résine grisâtre, friable, s'émulsionnant dans la salive, se divisant très facilement dans le lait. — Purgatif.

— LE GENDRE —

De 1 à 2 ans. .	0 gr. 05 à 0 gr. 10	de résine.
De 3 à 5 ans. .	0 gr. 20 à 0 gr. 30	—
De 5 à 10 ans. .	0 gr. 30 à 0 gr. 50	—

Dans du lait ou sous la forme suivante :

— Planche —

Résine de scammonée décolorée par le charbon végétal.	Q. s.
Lait de vache chaud ou froid . .	100 gr.
Sucre.	8 gr.
Eau distillée de laurier-cerise. .	1 gr.

La poudre de racine de scammonée s'administre à dose double de la résine.

∴

Scille. — Bulbe du *Scilla maritima*, plante de la famille des Liliacées. — Diurétique, expectorant.

Poudre de scille :

De 0 à 15 mois. . .	abstention.
De 15 mois à 3 ans. .	0 gr. 05 à 0 gr. 10
De 3 à 5 ans	0 gr. 10 à 0 gr. 15
De 5 à 10 ou 12 ans. .	0 gr. 15 à 0 gr. 30

En plusieurs prises.

Teinture de scille :

Scille sèche.	1 gr.
Alcool à 60°	5 gr.

Macération de 10 jours.

— Le Gendre —

De 1 à 2 ans. . . .	abstention.
De 3 à 5 ans. . . .	0 gr. 50 à 1 gr. de teint.
De 5 à 10 ans. . . .	1 gr. à 2 gr.

La scille entre dans la composition du vin diurétique amer de la Charité, qu'on peut administrer à la dose de 5 à 50 grammes par jour.

Vinaigre scillitique :

Scille sèche.	1 gr.
Vinaigre blanc	12 gr.

Oxymel scillitique :

Vinaigre scillitique	100 gr.
Miel..	400 gr.

De 0 à 15 mois . . .	abstention.		
De 15 mois à 3 ans. .	5 à 10 gr. d'oxymel scillitique	*pro die*	
De 3 à 5 ans. . . .	10 à 30 gr.	—	—
De 5 à 10 ou 12 ans. .	30 à 50 gr.	—	—

Dans une potion.

∴

Seigle ergoté. (Voir *Ergot de seigle.*)

∴

Sel d'Epsom, sel de Sedlitz. (Voir *Magnésie.*)

∴

Sel de Glauber, sel admirable de Glauber :

Sulfate de soude du commerce. .	1000 gr.
Eau distillée	1000 gr.

∴

Sel de Seignette :

Crème de tartre	4 gr.
Carbonate de soude cristallisé, env.	3 gr.
Eau	12 gr.

∴

Semen-contra. — Fourni par l'*Artemisia Sieberi*, donne 14 grammes de santonine par kilogramme. — Anthelmintique, contre les ascarides lombricoïdes.

S'emploie en nature sous forme de poudre :

— Le Gendre —

De 1 à 2 ans	abstention.
De 3 à 5 ans	1 à 2 gr.
De 5 à 10 ans	2 à 5 gr.

En infusion dans 30 grammes d'eau bouillante ; édulcorer avec du sirop d'écorce d'oranges amères.

∴

Séné. — Le Séné est fourni par diverses espèces de Cassia, plantes de la famille des Légumineuses-cæsalpiniées. — Purgatif.

Poudre de séné :

— Le Gendre —

De 1 à 2 ans. . . .	abstention.
De 3 à 5 ans. . . .	0 gr. 50 à 1 gr.
De 5 à 10 ans. . . .	1 à 2 gr.

Dans une potion.

Les follicules de séné s'emploient surtout en lavement.

De 1 à 15 mois. . .	5 à 10 gr. de follicules de séné.
De 15 mois à 3 ans .	10 à 15 gr. —
De 3 à 5 ans. . . .	15 à 20 gr. —
De 5 à 10 ou 12 ans. .	20 à 25 gr. —

En infusion dans eau Q. s. pour un lavement.

∴

Serpentaire de Virginie (*Aristolochia serpentaria*). — Plante de la famille des Aristolochiées. — Excitant.

En infusion à la dose de 5 à 20 grammes pour 1000 grammes d'eau de 2 à 10 ans.

∴

Sérum antidiphtérique. — Découvert par Behring et Kitasato. — « Les animaux fournisseurs du sérum antidiphtérique sont immunisés contre la diphtérie, c'est-à-dire qu'ils sont accoutumés à la toxine diphtérique. La toxine est produite en cultivant le bacille diphtérique virulent dans un courant d'air humide à la température de 37°. Après trois semaines, un mois au plus, la culture est suffisamment riche en toxines pour être employée. Les cultures achevées sont filtrées sur une bougie Chamberland et le liquide clair est gardé dans des vases bien remplis, bouchés et tenus à l'abri de la lumière, à la température ordinaire. Ainsi préparée, la toxine tue un cobaye de 500 grammes en 48 heures à la dose de 1/10 de centimètre cube.

La toxine diphtérique additionnée d'iode est beaucoup moins dangereuse que la toxine pure. On ajoute à la toxine un tiers de son volume de liqueur de Gram au moment même de l'employer et après quelques instants on injecte le mélange sous la peau.

De tous les animaux capables de fournir de grandes quantités de sérum antitoxique, le cheval est le plus facile à immuniser. Il n'est pas rare de rencontrer des chevaux chez lesquels 2 à 5 centimètres cubes de toxine forte, injectés d'emblée sous la peau ne provoquent qu'une fièvre passagère et un œdème local promptement dissipé.

Pour immuniser le cheval on injecte sous la peau de l'encolure ou en arrière de l'épaule des doses graduellement plus fortes d'une toxine très active tuant un cobaye de 500 grammes, en 48 heures, à la dose d'un dixième de centimètre cube. En deux mois et 20 jours un cheval a reçu plus de 800 centimètres cubes de toxine sans avoir présenté autre chose qu'un œdème local passager et une élévation de température, d'un degré environ, les soirs des jours où l'injection a été copieuse. Le jour même où le cheval en expérience a été saigné (87e jour), il a supporté sans inconvénient l'introduction dans la jugulaire de 200 centimètres cubes de toxine.

Le sérum recueilli a un pouvoir préventif supérieur à 50,000, c'est-à-dire qu'un cobaye résiste à l'inoculation d'un demi-centimètre cube d'une culture récente et très virulente, si on lui a injecté, 12 heures avant, une quantité de sérum égale à la cinquante millième partie de ce poids.

Lorsqu'on ajoute du sérum d'un animal immunisé contre la diphtérie à de la toxine diphtérique celle-ci devient inoffensive. Un cobaye auquel on donne une dose suffisante de sérum, supportera ensuite une dose de toxine diphtérique sûrement mortelle pour les cobayes non préparés. On peut même injecter d'abord la toxine et plusieurs heures après le sérum, l'animal ne périra pas.

Les propriétés du sérum antidiphtérique ont été découvertes par M. Behring, elles sont la base du traitement de la diphtérie. Elles sont dues à une substance spéciale qu'on appelle « antitoxine » et dont la nature nous est aussi inconnue que celle de la toxine diphtérique elle-même.

Les animaux qui reçoivent l'antitoxine diphtérique deviennent réfractaires à la maladie dans un temps très court.

Le sérum que M. Roux retire des chevaux se concentre très bien sans altération, car toutes les manipulations sont faites avec la plus grande pureté possible. On le garde à l'obscurité, dans des flacons stérilisés, bien remplis, sans y ajouter autre chose qu'un morceau de camphre fondu. Le sérum desséché dans le vide est facile à transporter au loin, il retrouve ses propriétés préventives quand on le dissout de nouveau dans 8 ou 10 fois son poids d'eau pure. Cette solution donne une petite tuméfaction locale passagère que ne produit pas le sérum naturel.

Les inoculations sont faites à l'aide de seringues d'une contenance de 10 à 20 centimètres cubes.

En règle générale on doit inoculer d'emblée 20 centimètres cubes de sérum au-dessous de 15 ans avant même que l'examen bactériologique des fausses membranes ait été fait. Si l'examen bactériologique démontre que ce n'est pas de la diphtérie on ne renouvelle pas l'injection. Chez les diphtériques 24 heures après la première injection on en fait une seconde de 20 ou de 10 centimètres cubes; elle est en général suffisante.

Si la température se maintient élevée, injecter encore 20 ou 10 centimètres cubes.

Dose minima employée pour le traitement de la diphtérie 20 centimètres cubes, dose maxima 125.

Sérum artificiel stérilisé :

— HAYEM —

Eau distillée stérilisée..	1000 gr.
Chlorure de sodium pur	5 gr.
Sulfate de soude.	10 gr.

Pour injections sous-cutanées. Dose de 100 à 1000 grammes *pro die*.

∴

Silicate de potasse. — Solution de silicate de potasse, incolore, visqueuse, destinée à humecter les bandes de toile pour la confection des appareils de contention dits silicates.

∴

Sirop antiscorbutique ou **Sirop de raifort composé** du Codex. (Voir *Raifort*.)

∴

Sirop Desessarts ou **Sirop d'ipécacuanha composé** ou **Sirop de Clerambourg**. (Voir *Ipéca*.)

∴

Sirop diacode. (Voir *Opium.*)

∴

Sirop de Gibert. (Voir *Mercure.*)

∴

Solutol. — Produit composé de crésylol rendu soluble par l'addition de crésylate de soude (Bocquillon-Limousin). — Désinfectant pour les appartements. Ne peut être employé en chirurgie à cause de son alcalinité (Bocquillon-Limousin).

∴

Solvéol. — Solution neutre et concentrée de crésol, obtenue grâce au crésolinate de soude ; miscible en toutes proportions à l'eau, il donne des solutions neutres, limpides même dans des eaux calcaires. — Le solvéol renferme pour 100 centimètres cubes, 27 grammes de crésol, de telle sorte qu'une solution de 37 centimètres cubes de solvéol dans 2 litres d'eau fournit une solution à 0,5 p. 100 de crésol, inodore, non caustique (Bocquillon-Limousin).

En solution à 5 p. 100 pour les usages chirurgicaux.

∴

Soufre. — Métalloïde jaune, insoluble dans l'eau, peu soluble dans l'alcool, soluble dans l'éther, les corps gras et certaines huiles volatiles, très soluble dans le sulfure de carbone. — A haute dose, purgatif; à faible dose, excitant.

De 0 à 15 mois . . .	0 gr. 01 à 0 gr. 02	fleur de soufre.
De 15 mois à 2 ans. .	0 gr. 02 à 0 gr. 05	—
De 3 à 5 ans	0 gr. 05 à 0 gr. 10	—
De 5 à 10 ou 12 ans. .	0 gr. 10 à 0 gr. 15	—

A doses fractionnées.

Usage externe. — Antipsorique sous forme de pommade.

Pommade d'Helmerich, modifiée par Hardy :

Soufre sublimé	20 gr.
Carbonate de potasse	10 gr.
Eau distillée	10 gr.
Huile d'amandes douces	10 gr.
Axonge	100 environ.

Pommade contre la gale :

— FOURNIER —

Glycérine	200 gr.
Gomme adragant	1 gr.
Fleur de soufre	100 gr.
Carbonate de soude	50 gr.

Lotion contre l'acné :

— LE GENDRE —

Soufre précipité	ãã 25 gr.
Glycérine	
Alcool camphré	ãã 50 gr.
Eau de laurier-cerise.	

Sous-nitrate de Bismuth. (Voir *Bismuth*.)

∴

Sozoiodol ou acide diiodoparaphénysulfurique. — Contient 42 p. 100 d'iode. — Antiseptique externe, succédané inodore de l'iodoforme. Poudre cristalline, incolore, facilement soluble dans l'eau et la glycérine.

∴

Spartéine. — Alcaloïde volatil du genêt, *Spartium scoparium*, de la famille des Légumineuses papilionacées, liquide huileux, amer, insoluble dans l'eau, d'une odeur rappelant celle de la pyridine. — Tonique du cœur.

Sulfate de spartéine, soluble dans l'eau :

— Le Gendre —

De 1 à 2 ans	abstention.
De 3 à 5 ans	0 gr. 02 à 0 gr. 05
De 5 à 10 ans. . . .	0 gr. 05 à 0 gr. 10

Sous une des formes suivantes :

1° Pilules :

Sulfate de spartéine	0 gr. 50
Sucre de lait	5 gr.
Eau simple	Q. s.

M. s. a. et divisez en 50 pilules.

2° Sirop :

Sulfate de spartéine	0 gr. 30
Eau distillée.	2 gr.
Sirop d'écorce d'oranges amères .	300 gr.

20 grammes renferment 2 centigrammes de principe actif (G. Sée).

Pas d'effets accumulatifs.

Solution de sulfate de spartéine pour injection hypodermique :

Eau distillée.	50 gr.
Sulfate de spartéine	1 gr.

1 seringue de 1 centimètre cube renferme 2 centigrammes de sulfate.

Usage externe. — Anesthésique local.

∴

Spigélie anthelminthique ou **brinvilliers** (*Spigelia anthelmia*). — Plante annuelle qui croit au Brésil, de la famille des Loganiacées. — Anthelminthique.

A partir de 10 ans. 0 gr. 50 à 1 gr. de poud. de spigélie.

∴

Staphysaigre (*Delphinium staphysagria*). — Les semences de staphysaigre contiennent un principe actif la Delphine qui se rapproche par ses propriétés physiologiques de la vératrine.

Usage externe. — Comme antipsorique.

— Swediaur — Bourguignon —

Poudre de semences de staphysaigre	1 gr.
Axonge	3 gr.

∴

Stérésol. — Vernis antiseptique à base phéniquée, d'une odeur agréable, d'une saveur sucrée, adhérent aux muqueuses. — Utile dans les angines, l'ecthyma, l'impetigo.

∴

Strontium. — Les sels de strontiane ont été expérimentés par MM. Laborde, Féré, Sée, Paul qui ont reconnu leur innocuité absolue quand ils sont employés purs.

Le lactate de strontiane s'emploie chez l'adulte dans la néphrite parenchymateuse à la dose de 8 à 10 grammes par jour.

Le bromure de strontiane peut avatangeusement être administré comme le bromure de potassium, il est mieux toléré par l'estomac (DUJARDIN-BEAUMETZ).

∴

Strophantus (*Strophantus hispidus*). — Plante de la famille des Apocynacées qui croit au Sénégal et dans la Guinée, les Indes, Java. Il existe aussi deux autres variétés usitées, le strophantus kombe et le strophantus glabre du Gabon. — Tonique du cœur sans effets accumulatifs, diurétique.

On emploie la teinture française au 1/5 :

— LE GENDRE —

De 1 à 2 ans. .	abstention.
De 3 à 5 ans. .	II gouttes teint. de strophantus au 1/5
De 5 à 10 ans. .	V gouttes — —

Dans une potion à prendre en plusieurs fois.

— Demme —

De 5 à 10 ans. . . .	I goutte 3 fois par jour.
Au-dessus jusqu'à .	III gouttes 4 fois par jour.

M. Comby administre l'extrait de strophantus de la façon suivante :

A 5 ans	1 milligr.
A 10 ans	2 —
A 15 ans	3 —

Sous la forme de granules.

Les granules d'extrait sec de strophantus préparés par M. Catillon sont titrés exactement à 1 milligramme.

∴

Strychnine. — Alcaloïde qu'on trouve dans les plantes de la famille des Strychnées. C'est le type des poisons tétaniques et convulsivants.

Les sels de strychnine sont solubles dans l'eau, d'une saveur extrêmement amère.

On utilise surtout le sulfate de strychnine :

— Le Gendre —

De 1 à 2 ans. .	0 gr. 001 à 0 gr. 002	sulf. de strychnine.
De 3 à 5 ans. .	0 gr. 002 à 0 gr. 003	—
De 5 à 10 ans.	0 gr. 003 à 0 gr. 005	—

On peut l'employer sous forme de sirop.

Sirop de sulfate de strychnine

Sirop simple.	120 gr.
Alcoolat d'anis.	5 gr.
Sulfate de strychnine.	0 gr. 005

Chaque cuillerée à café (5 gr.) contient 2 décimilligrammes (0 gr. 0002).

Le sirop de sulfate de strychnine du Codex contient 1 milligramme par cuillerée à café.

M. Guinon dans l'incontinence nocturne d'urine chez les enfants prescrit le sulfate de strychnine de la façon suivante :

Sulfate de strychnine.	0 gr. 05
Sirop de sucre.	100 gr.
Chaque cuillerée à café contient. .	2 milligr. 1/2
— à dessert — . .	5 milligr.
— à bouche — . .	10 milligr.

Chez un enfant de 5 à 10 ans on donnera de ce sirop une cuillerée à café le matin, une cuillerée à café le soir pendant 2 jours.

Après 2 jours de repos, si la dose est bien supportée on donnera 3 cuillerées à café par jour pendant 2 jours, cesser pendant 2 jours, pour recommencer ensuite. On arrive ainsi à 6 cuillerées à café par jour espacées à volonté.

Alors on substitue à la cuillerée à café la cuillerée à dessert et on suit les mêmes règles jusqu'à 6 cuillerées à dessert (60 grammes de sirop, 3 centigrammes de sulfate de strychnine).

Enfin on remplace la cuillerée à dessert par la cuillerée à bouche, en augmentant de la même manière les doses de façon à donner 50, 60, 80. 120 grammes de sirop, c'est-à-dire 3, 4, 5 centigrammes de sulfate de strychnine.

Au-dessus de 10 ans, commencer par la cuillerée à dessert et arriver graduellement à 200 grammes de sirop, soit 10 centigrammes de sulfate de strychnine (GUINON, thèse de Paris).

Pour injections sous-cutanées :

— JACOBI — HÉNOCH —

Sulfate de strychnine.	0 gr. 05
Eau distillée.	10 gr.

X gouttes représentent 0 gr. 0025 de sulfate de strychnine.

Contre-poisons. — On ne connait pas de bon contre-poison de la strychnine : il faut faire vomir au plus vite, puis administrer une solution de 1 gramme d'iodure de potassium et 4 décigrammes d'iode dans 1 kilogramme d'eau. Il se produit ainsi de l'iodure d'iodhydrate de strychnine insoluble dans les acides étendus, moins vénéneux que la strychnine (BOUCHARDAT).

Carmelo Lazzaro a traité avec succès un chien, un enfant de 2 ans et demi et un homme de 45 ans, empoisonnés par la strychnine, de la manière suivante : dès l'apparition des phénomènes d'empoisonnement, faire des inhalations de chloroforme mélangé à l'air ; on profite du calme relatif obtenu pour administrer soit par la bouche, soit par la voie rectale, du chloral ou de la paraldéhyde. Si les convulsions reviennent, on insiste sur le chloroforme jusqu'à ce qu'elles cessent.

On donne aussi comme antidote de la strychnine l'éther formyl-amido-phénique.

∴

Styrax. — Substance basalmique extraite du

Liquidambar orientale, arbre qui croit en Asie Mineure et en Éthiopie.

∴

Sublimé. (Voir *Mercure.*)

∴

Sulfate de soude. — Purgatif.

De 0 à 15 mois.	5 à 10 gr.
De 15 mois à 3 ans	10 à 15 gr.
De 3 à 5 ans	15 à 20 gr.
De 5 à 10 ou 12 ans	20 à 30 gr.

Dans du bouillon aux herbes.

En lavement :

Sulfate de soude.	Q. s
Eau.	90 à 150 gr

Sulfate de zinc. — Sel incolore, inodore, d'une saveur styptique, cristallisé en prismes rhomboïdaux droits. — A l'intérieur, ce sel a été employé comme vomitif, mais c'est surtout un astringent.

Contre l'hypertrophie des amygdales, Mackensie prescrit des attouchements avec la solution suivante :

Glycérine	10 gr.
Sulfate de zinc.	0 gr. 10

Encore en injection dans les otites suppurées :

Sulfate de zinc.	2 gr.
Eau distillée	100 gr.

∴

Sulfonal. — Corps cristallisé incolore, inodore, sans saveur, produit de la combinaison de l'éthylmercaptan et de l'acétone, presque insoluble dans l'eau, soluble dans le chloroforme et l'éther. — Sédatif, hypnotique.

— Le Gendre —

De 1 à 2 ans	abstention.
De 3 à 5 ans	0 gr. 10 à 0 gr. 25
De 5 à 10 ans,. . . .	0 gr. 25 à 0 gr. 50

En cachets.

∴

Sulforicinate de soude ou acide sulforicinique. — Utilisé pour faire dissoudre certains médicaments actifs. Le sulforicinate de soude dissout 10 p. 100 de naphtol ou de créosote, 15 p. 100 de salol, 10 p. 100 de phénol. Il dissout également l'alizarine, l'acide chrysophanique, la cantharidine, le camphre; il se mélange avec l'éther, le chloroforme, le sulfure de carbone, la benzine, le terpinol et les huiles volatiles (Berlioz et Reault).

∴

Sulfovinate de soude. — **Purgatif.**

De 0 à 15 mois.	abstention.
De 15 mois à 3 ans	2 à 5 gr.
De 3 à 5 ans	5 à 10 gr.
De 5 à 10 ou 12 ans	10 à 15 gr.

Dans une tasse de bouillon d'herbes.

∴

Sureau (*Sambucus nigra*). — Arbuste de la famille des Caprifoliacées, dont on utilise les fleurs. — Sudorifique, résolutif.

En infusion comme sudorifique à la dose de 4 à 5 grammes pour 1 litre d'eau.

Comme résolutif en lotions, 10 à 20 gr. par litre.

T

Tabac. (Voir *Nicotiane.*)

∴

Tamarin. — Mésocarpe de la gousse du tamarinier, *Tamarindus indica*, plante de la famille des Légumineuses, originaire de l'Afrique. — A haute dose, purgatif.

De 0 à 15 mois. . .	abstention.
De 15 mois à 3 ans .	5 gr. de pulpe de tamarin.
De 3 à 5 ans . . .	5 à 10 gr. —
De 5 à 10 ou 12 ans	10 à 30 gr. —

Infusion dans 100 à 150 grammes d'eau.

Conserve de tamarin

Pulpe de tamarin	30 gr.
Sucre en poudre.	45 gr.

∴

Tanaisie. — On emploie les fleurs de tanaisie en

infusion à la dose de 5 grammes p. 1000 contre les ascarides et les lombrics.

∴

Tanin ou acide tanique. — Principe immédiat qui existe dans un grand nombre de plantes, noix de galle, cachou, ratanhia, bistorte, etc., et qui leur donne leurs propriétés astringentes.

On emploie en médecine le tanin extrait de la noix de galle (voir ce mot). C'est une poudre incolore, inodore, d'une saveur très astringente, très soluble dans l'eau, soluble dans l'alcool dilué, à peine soluble dans l'éther pur.

De 0 à 15 mois. .	abstention.	
De 15 mois à 3 ans	0 gr. 20 à 0 gr. 50	de tanin *pro die*
De 3 à 5 ans. . .	0 gr. 50 à 1 gr.	
De 5 à 10 ou 12 a.	1 à 2 gr.	

En solution aqueuse étendue.

Substances incompatibles : alcaloïdes, sels métalliques, émétique.

∴

Tartrate de potasse et de soude ou sel de Seignette. — Purgatif.

De 0 à 15 mois	5 à 10 gr.
De 15 mois à 3 ans.	10 à 15 gr.
De 3 à 5 ans	15 à 20 gr.
De 5 à 10 ou 12 ans	20 à 40 gr.

Dans 1/2 verre d'eau.

∴

Tartre stibié. (Voir *Emétique.*)

∴

Térébenthine. — Substance de consistance molle constituée par une huile essentielle tenant une résine en dissolution. Les térébenthines sont généralement tirées des conifères. — Modificateur des catarrhes vésicaux et pulmonaires.

SIROP DE TÉRÉBENTHINE DU CODEX

Térébenthine au citron	100 gr.
Sirop de sucre	1000 gr.

De 0 à 15 mois. .	5 à 10 gr.	de sirop de térébenthine.
De 15 mois à 3 ans	10 à 20 gr.	—
De 3 à 5 ans. . .	20 à 30 gr.	—
De 5 à 10 ou 12 ans	30 à 40 gr.	—

Étendu d'eau.

La térébenthine s'emploie encore sous la forme de capsules.

— LE GENDRE —

De 1 à 2 ans.	abstention.
De 3 à 5 ans.	1 à 2 gr.
De 5 à 10 ans	2 à 4 gr.

Usage externe. — La térébenthine entre dans la composition d'un grand nombre de liniments, entre autres dans le baume de Fioravanti.

L'essence de térébenthine est employée en frictions comme agent substitutif.

∴

Terpine, dihydrate de térébenthine. — Corps

cristallisé obtenu par l'action, en proportions convenables, d'essence de térébenthine, d'alcool et d'acide azotique; insoluble dans l'eau, assez soluble dans la glycérine.

De 0 à 15 mois. . .	0 gr. 05 à 0 gr. 10	*pro die*
De 15 mois à 3 ans	0 gr. 10 à 0 gr. 20	—
De 3 à 5 ans. . . .	0 gr. 20 à 0 gr. 30	—
De 5 à 10 ou 12 ans	0 gr. 30 à 0 gr. 50	—

Sous la forme suivante :

Terpine.	3 gr.
Glycérine à 90°	20 gr.
Glycérine.	60 gr.

Une cuill. à bouche = 0 gr. 50 de terpine.
Une cuill. à café = 0 gr. 10 environ.

Manasse a donné la terpine à la dose minima de 1 gr. 50 par jour au-dessous de 1 an et de 2 gr. 80 à 3 grammes au-dessus. Il n'a observé aucun accident fâcheux ni sur les reins ni sur le tube digestif.

∴

Thapsia. — Résine extraite du *Thapsia garganica,* de la famille des Ombellifères, qui croit en Algérie, en Italie, en Espagne et fut introduite dans la thérapeutique par le Dr Reboulleau. — Révulsif.

SPARADRAP RÉVULSIF DE THAPSIA DU CODEX

Cire jaune.	420 gr.
Colophane	āā 150 gr.
Poix blanche.	āā 150 gr.
Térébenthine cuite	āā 150 gr.

Térébenthine du mélèze. . . .	àà	50 gr.
Glycérine		
Miel blanc		
Résine de thapsia.		75 gr.

∴

Thé. — Feuilles du *Tea Sinensis*, de la famille des Camelliacées, qui croit en Chine et au Japon. Il existe deux sortes bien distinctes de thés : les thés verts et les thés noirs. Les thés verts sont beaucoup plus excitants que les thés noirs. Le thé contient un principe actif, la théine, qui est identique à la caféine. Certains thés verts contiennent jusqu'à 6 p. 100 de théine. — Stimulant.

En infusion à 5 pour 1000 grammes.

Théobromine. — Principe actif du cacao, découverte par Woskresensky, en 1842; incolore, d'une saveur amère; elle est insoluble dans l'eau, l'alcool, l'éther. — Diurétique.

De 3 à 5 ans	0 gr. 20 à 0 gr. 50
De 5 à 10 ou 12 ans	0 gr. 50 à 1 gr.

En pastilles ou en cachets.

∴

Thériaque. (Voir *Opium*.)

∴

Thridace ou extrait de laitue. (Voir *Laitue*.)

∴

Thymol ou acide thymique (*Thymus vulgaris*). — Se retire de l'essence du thym, petit arbuste cultivé dans les jardins. Se présente sous la forme de lames transparentes, à odeur de thym ; soluble dans l'alcool, l'éther, les corps gras, les solutions alcalines (BOCQUILLON-LIMOUSIN). — Antiseptique externe.

Substances incompatibles : chlorate de potasse (risques d'explosion à la chaleur).

∴

Tilleul. — Fleurs du *Tilia europæa*, arbre de la famille des Tiliacées.

5 à 15 p. 1000 en infusion.

∴

Tolu. — Le baume de tolu provient du *Toluifera balsamum*, de la famille des Légumineuses papilionacées. — Balsamique.

Employé sous la forme de tablettes de tolu et de sirop de tolu.

Sirop de baume de tolu :

Baume de tolu	10 gr.
Eau commune	100 gr.
Sucre	Q. s.

∴

Turbith minéral ou sulfate mercurique basique. (Voir *Mercure*.)

∴

Traumaticine. — Solution de gutta-percha dans du chloroforme :

Traumaticine.	100 gr.
Acide chrysophanique	10 gr.

En badigeonnage sur le psoriasis (BESNIER).

U

Ulmaire ou reine-des-prés (*Spiræa ulmaria*). — Diurétique.

En infusion à la dose de 10 à 20 p. 1000.

∴

Uva ursi. — Plante de la famille des Vacciniées dont on emploie les feuilles. — Diurétique.

20 à 30 gr. en infusion pour. . . . 1000 gr.

∴

Uréthane ou carbonate d'éthyle. — Cristaux incolores, de saveur un peu amère, très soluble dans l'eau et dans l'alcool. On l'obtient en faisant agir l'ammoniaque sur le chlorocarbonate d'éthyle (BOCQUILLON-LIMOUSIN). — Hypnotique.

De 3 à 5 ans.	0 gr. 25 à 0 gr. 50
De 5 à 10 ou 12 ans .	0 gr. 50 à 1 gr.

Dans une potion de 125 grammes.

Potion à l'uréthane :

— Huchard —

Hydrolat de tilleul.	40 gr.
Sirop de fleurs d'oranger	20 gr.
Uréthane	0 gr. 50

Par cuillerées à soupe d'heure en heure pour les enfants de 3 à 4 ans.

Ce corps n'est toxique chez l'adulte qu'à doses élevées (10 gr.) (Bocquillon-Limousin).

V

Valériane (*Valeriana officinalis*). — Plante de la famille des Valérianées dont on utilise la racine ; odeur très désagréable. — Antispasmodique.

Poudre de valériane et extrait de valériane :

De 0 à 15 mois	0 gr. 10 à 0 gr. 50
De 15 mois à 3 ans. . .	0 gr. 50 à 1 gr.
De 3 à 5 ans.	1 à 2 gr.
De 5 à 10 ans	2 à 5 gr.

En pilules de préférence si l'âge le permet.

On emploie aussi la teinture éthérée de valériane ainsi composée :

Racine de valériane pulvérisée. . .	1 gr.
Ether sulfurique alcoolisé à 0,76 . .	5 gr.

De 0 à 15 mois.	0 gr. 10 à 0 gr. 50
De 15 mois à 3 ans. . .	0 gr. 50 à 1 gr.
De 3 à 5 ans.	1 à 2 gr.
De 5 à 10 ou 12 ans. . .	2 à 5 gr.

Dans une potion.

Le sirop de valériane du Codex est ainsi composé :

SIROP DE VALÉRIANE

Racine de valériane	100 gr.
Eau.	Q. s.
Eau distillée de valériane.	100 gr.
Sucre	1000 gr.

On concasse la racine de valériane et on la fait infuser en vase clos pendant 6 heures dans 400 gr. d'eau bouillante; on passe avec expression. On verse de nouveau sur le marc 200 grammes d'eau bouillante pour obtenir, y compris le produit de la première infusion, 430 grammes de solution filtrée : on ajoute l'eau distillée de valériane et le sucre et on prépare un sirop par simple solution, au bain-marie couvert.

Sirop de valériane :

De 0 à 15 mois. . . .	2 à 5 gr.
De 15 mois à 3 ans . .	5 à 10 gr.
De 3 à 5 ans	10 à 20 gr.
De 5 à 10 ou 12 ans . .	20 à 30 gr.

Dans une potion.

*
* *

Valérianate d'ammoniaque. — Sel blanc, cristallisé en prismes orthorhombiques, d'une odeur rappelant celle de la valériane, d'une saveur sucrée très désagréable, soluble dans l'eau et dans l'alcool.

De 0 à 15 mois	abstention.
De 15 mois à 3 ans . .	0 gr. 01 à 0 gr. 05
De 3 à 5 ans	0 gr. 05 à 0 gr. 15
De 5 à 10 ou 12 ans . .	0 gr. 15 à 0 gr. 30

Dans une potion gommeuse ou en lavement.

Valérianate d'ammoniaque liquide de Pierlot :

Eau distillée.	95 gr.
Acide valérianique.	3 gr.

Carbonate d'ammoniaque q. s. pour neutraliser l'acide.

Puis ajouter :

Extrait alcoolique de valériane. .	2 gr.

De 0 à 15 mois.	0 gr 50 à 1 gr.
De 15 mois à 3 ans. . . .	1 à 5 gr.
De 3 à 5 ans	5 à 10 gr.
De 5 à 10 ou 12 ans. . .	10 à 15 gr.

Dans une potion.

Valérianate de quinine. — Antispasmodique.

De 0 à 15 mois. . . .	abstention.
De 15 mois à 3 ans .	0 gr. 05 à 0 gr. 10
De 3 à 5 ans	5 gr. 10 à 0 gr. 20
De 5 à 10 ou 12 ans.	0 gr. 20 à 0 gr. 30

Dans des cachets ou en lavement.

Valérianate de zinc. — Paillettes nacrées incolores, solubles dans 40 parties d'eau froide. — Antispasmodique.

De 0 à 15 mois . . .	0 gr. 01 à 0 gr. 02
De 15 mois à 3 ans .	0 gr. 02 à 0 gr. 05
De 3 à 5 ans	0 gr. 05 à 0 gr. 10
De 5 à 10 ou 12 ans .	0 gr. 10 à 0 gr. 20

En pilule ou en lavement.

*
* *

Vanille. — Fruit du vanillier officinal, plante de

la famille des Orchidées, qui croit au Mexique. — Aromatique.

On prépare aujourd'hui dans l'industrie par synthèse le principe actif de la vanille, la vanilline.

*
* *

Vératrine. — Principe contenu dans la cévadille, *Schœnocaulon officinale*, plante de la famille des Colchicacées, qui croit au Mexique. — La vératrine est une matière résinoïde, insoluble dans l'eau, soluble dans 4 parties d'alcool à 90° et dans 6 parties d'éther. C'est un médicament très énergique. — Sédatif, cardiaque.

Au-dessus de 10 ans seulement, 2 à 5 milligrammes de vératrine en plusieurs fois sous la forme de granules de 1 milligramme.

*
* *

Vésicatoires. — Emplâtres destinés à produire une révulsion intense par la vésication cutanée.

SPARADRAP VÉSICANT DU CODEX

Résine élémi	100 gr.
Huile d'olive	40 gr.
Onguent basilicum	225 gr.
Poix résine purifiée.	100 gr.
Cire jaune	375 gr.
Cantharides en poudre fine. . .	420 gr.

Mouches de Milan

Poix résine purifiée.	ââ 50 gr.
Cire jaune.	
Cantharides pulvérisées	
Térébenthine du mélèze.	10 gr.
Huile volatile de lavande. . .	ââ 1 gr.
— de thym	

Dimensions. — Chez les jeunes enfants le diamètre du vésicatoire variera entre celui d'une pièce de 2 francs et celui d'une pièce de 5 francs en argent. Ce n'est qu'au-dessus de 5 à 6 ans qu'on pourra prescrire des vésicatoires de 10 centimètres de diamètre. Mieux vaut appliquer plusieurs petits vésicatoires qu'un vésicatoire de très grande dimension.

2° *Application.* — Appliquer les vésicatoires de préférence sur les points qui se trouvent à l'abri de toute pression (région antéro-latérale ou postéro-inférieure du thorax au-dessous de l'angle de l'omoplate; aux membres inférieurs face interne du mollet ou des cuisses).

Le vésicatoire est directement appliqué sur la peau.

M. Cadet de Gassicourt a le premier conseillé d'arroser la surface de l'emplâtre au moyen d'une teinture éthérée de cantharides saturée de camphre qu'on étend rapidement à l'aide d'un pinceau. Le vésicatoire camphré prend peut-être un peu moins facilement, mais les accidents cantharidiens sont ainsi moins à craindre.

Bretonneau avait préconisé dans le même but,

d'interposer un papier brouillard trempé dans l'huile, entre la composition emplastique et la peau. A travers cette surface mince, les cantharides produisent la vésication en cédant leur principe actif à l'huile et les accidents qui proviennent si souvent de l'absorption de la cantharidine et de son action constante sur les voies urinaires se manifestent rarement ; jamais, si l'épiderme est intact et les ampoules non déchirées (Pr Potain).

Avoir soin de bien fixer le vésicatoire à l'aide de bandelettes de diachylon et d'une compression ouatée rendant impossible tout glissement.

3o *Durée de l'application.* — Plus le vésicatoire sera étendu, moins, naturellement, on le laissera de temps en place.

Dans la première année : 1 heure, 1 heure et demie, 2 heures au maximum.

A 5 ans et au-dessus, 4 heures (Archambault).

4o *Enlèvement.* — Si l'on redoute l'extrême sensibilité de l'enfant, injecter quelques gouttes d'une solution de cocaïne dans la phlyctène (Renault). Si la phlyctène n'est pas formée au moment de l'enlèvement de l'emplâtre, on remplace celui-ci par un cataplasme de mie de pain ou fécule laissé 2 heures en place. Au bout de ce temps la vésication est produite.

Percer alors les phlyctènes aseptiquement à leur partie déclive sans arracher la mince couche épidermique soulevée.

5° *Pansement.* — Vaseline boriquée et papier brouillard.

Simple carré de diachylon dépassant largement les dimensions du vésicatoire et laissé à demeure jusqu'à dessiccation complète.

Couche épaisse de coton hydrophile aseptique ou salicylé qu'on laisse adhérer définitivement à la surface cutanée. Au bout de 24 heures enlever avec précautions les parties les plus superficielles du pansement en respectant les parties qui adhèrent à l'épiderme flétri et à la sérosité concrète.

Le tout tombe au bout de 4 à 5 jours.

Dans les milieux épidémiques ou suspects, panser avec le coton hydrophile et la pommade suivante :

℞ Iodoforme pulvérisé.	1 gr.
Vaseline	30 gr.

M. s. a.

Si la plaie devient irritée, appliquer une couche de la pommade suivante :

— Evensson et Maunsel —

℞ Eau de chaux.	} ãã 15 gr.
Huile d'amandes douces. . . .	}
Axonge préparée	30 gr.

Si la plaie devient grisâtre, lavage avec des solutions antiseptiques, la liqueur de Labarraque, et panser ensuite avec un des mélanges suivants :

— Le Gendre —

℞ Sous-nitrate de bismuth. . . .	} ãã p. é.
Naphtol β	}

M.

℞ Salicylate de bismuth. . . . . . 10 gr.
Iodoforme pulvérisé. . . . . . . 1 gr.
M.

Plaie gangreneuse (RILLIET et BARTHEZ) :

1° Promener sur toute la plaie un crayon de nitrate d'argent ; 2° saupoudrer ensuite d'acide borique, de salol, d'iodoforme.

Cas graves à marche envahissante, pratiquer des cautérisations profondes au thermocautère.

Pour prévenir le cantharidisme, alcaliniser les urines par l'administration du bicarbonate de soude, donner à l'enfant des diurétiques, lait, tisanes (SAINT-PHILIPPE). Vésicatoire d'Albespeyre.

Vésicatoire à l'acide phénique d'Hayem. — Ollivier. — 1° Afin d'éviter la diffusion du liquide, isoler la zone à vésiquer au moyen d'une couche de vaseline ;

2° Enlever la matière grasse qui peut se trouver à la surface de la peau à l'aide d'un tampon de coton hydrophile trempé dans l'alcool concentré ou mieux dans l'éther ;

3° Quand la région est détergée, la frotter avec un second tampon imbibé de la solution suivante :

— HAYEM —

℞ Acide phénique cristallisé. . . . 9 gr.
Alcool à 90°. . . . . 1 gr.
M.

Et fixé sur une tige de bois.

4° Attendre une minute environ que la peau soit devenue blanche, puis avec un pinceau imbibé d'alcool, enlever l'acide phénique en excès ;

5° Panser avec une couche d'ouate fixée par une bande.

On peut ainsi vésiquer une surface de 5 à 12 centimètres de diamètre et renouveler fréquemment l'opération.

Ni intoxication, ni plaie.

⁂

Viburnum prunifolium. — Plante de la famille des Caprifoliacées qui croît dans l'Amérique du Nord et dont on utilise l'écorce du tronc. — Antidysménorrhéique, tonique général du système nerveux.

De 12 à 15 ans. .	X à XX gouttes d'ext. fluide.
—	0 gr. 05 à 0 gr. 10 d'ext. mou.

— HUCHARD —

Teinture de piscidia erythrina.	ãã 20 gr.
Teint. de viburnum prunifolium	

X à XX gouttes chez les fillettes de 12 à 13 ans.

⁂

Vichy. — Station thermale située dans le département de l'Allier et possédant une grande quantité de sources parmi lesquelles les plus connues sont la Grande-Grille, l'Hôpital et les Célestins. L'eau de la Grande-Grille a une température de 42° ; elle est faiblement gazeuse et contient 5 gr. 25 de sels de soude et 0 gr. 91 ou 1/2 litre d'acide carbonique libre. Les eaux des différentes sources sont d'autant moins riches en acide carbonique libre, que leur température est plus élevée.

La Grande-Grille convient aux maladies du foie et surtout à la lithiase biliaire; l'Hôpital, aux affections de l'estomac; les Célestins aux troubles urinaires, au diabète, à la gravelle, à la goutte. Enfin la source Mesdames, par le fer qu'elle contient, peut être utile contre la chloro-anémie.

∴

Xylol (xylène, diméthylbenzine). — C'est un liquide incolore, insoluble dans l'eau: extrait du goudron de houille, d'une odeur agréable. — Antiseptique externe, recommandé dans le traitement externe de la variole.

∴

Zinc. — Le zinc est un métal bleuâtre qui n'est pas utilisé en médecine. On n'utilise que ses combinaisons. (Voir *Chlorure de zinc, Oxyde de zinc, Sulfate de zinc.*)

TABLE DES MATIÈRES

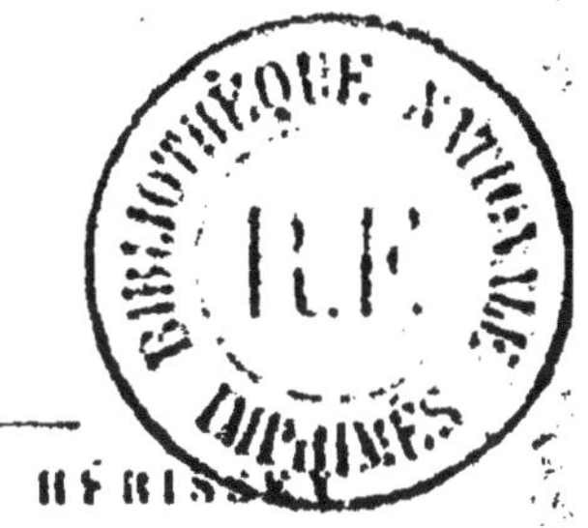

EVREUX, IMPRIMERIE DE CHARLES HÉRISSEY

a.

ANTISEPTIQUES GRANULÉS FRAUDIN

GRANULATION
Perfectionnée

DYSPEPSIE
GASTRALGIE
ET
MALADIES
NERVEUSES
DE
L'ESTOMAC

Dépôt :

PHARMACIE FRAUDIN
BOULOGNE-PARIS

CHARBON NAPHTOLÉ
FRAUDIN
GRANULÉ
BOULOGNE PARIS
Exiger la Signature
CHARBON NAPHTOLÉ
MARQUE DÉPOSÉE
CACHET DE GARANTIE
FRAUDIN
PRIX DU FLACON : 3 FR. 50
DÉPOT

Néphrites, insuffisance rénale et maladies infectieuses

ANTISEPSIE INTESTINALE

BENZONAPHTOL FRAUDIN

N'irrite pas le rein, comme les composés salicylés (salol, bétol, etc.)

1 cuillerée à café représente 0 gr. 50 centigrammes de benzonaphtol

ANESTHÉSIE LOCALE

NÉVRALGIES

ANESTILE BENGUÉ

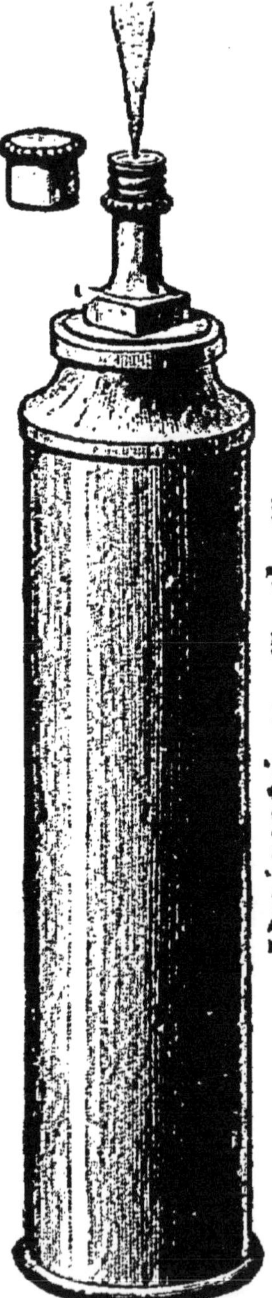

L'**Anestile Bengué** est un mélange de chlorure d'éthyle et de chlorure de méthyle destiné à produire l'anesthésie locale. Il est logé, non plus dans des ampoules de verre, comme notre **Chloréthyle**, mais dans des récipients en cuivre nickelé, réunissant l'élégance et la solidité.

L'ébullition de l'**Anestile** a lieu à une température beaucoup plus basse que celle du Chloréthyle, aussi son action est plus puissante et l'anesthésie plus rapide. Les proportions du mélange ont été calculées de façon à rendre l'usage de l'Anestile aussi inoffensif que celui du chloréthyle. Aucun accident n'est à redouter.

Son mode d'emploi est identique. Le liquide sort en un jet très mince, obtenu par la capillarité d'une tige de verre faisant partie du bouchon. Chaque flacon contient 125 grammes d'Anestile, pouvant suffire à de nombreuses opérations.

L'accueil favorable qui a été fait, tant en France qu'à l'étranger, à nos ampoules de **Chloréthyle**, me fait prévoir un succès encore plus grand pour l'**Anestile**, qui présente les avantages suivants :

1° Efficacité plus grande ;

2° Solidité de l'appareil ;

3° Économie considérable si l'on veut bien considérer que les flacons d'Anestile contiennent 125 grammes et que, pour obtenir l'anesthésie locale, la quantité de liquide dépensée est inférieure à celle du Chloréthyle ;

4° Les flacons peuvent servir indéfiniment ;

5° Les expéditions par la Poste se font en toute sécurité.

Prix de l'Anestile Bengué pour Médecins : 9 fr.

Les flacons restent la propriété de l'acheteur ; on les remplit de nouveau pour le prix de 5 francs.

Les demandes devront être adressées, de préférence, directement au Dr Bengué, 31, rue de La Bruyère, Paris, ou aux dépositaires indiqués.

FERME DU CHANOY (Seine-et-Marne)

LAIT STÉRILISÉ

du Docteur L. ARGUEYROLLES

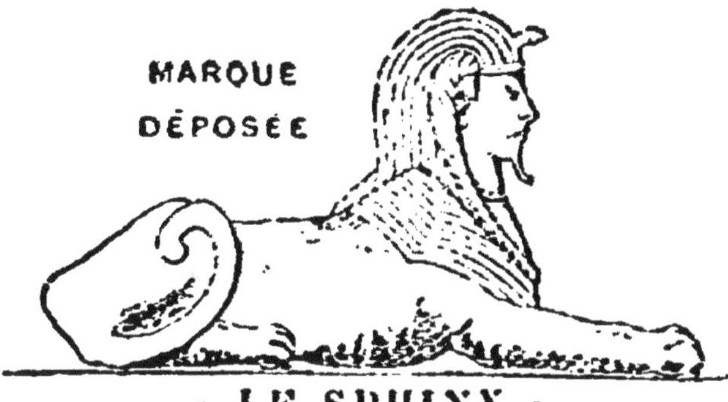

« LE SPHINX »

Dépôt général : 20, rue d'Avron

SE TROUVE DANS TOUTES LES BONNES PHARMACIES

Vingt Années de Succès dans le traitement de la

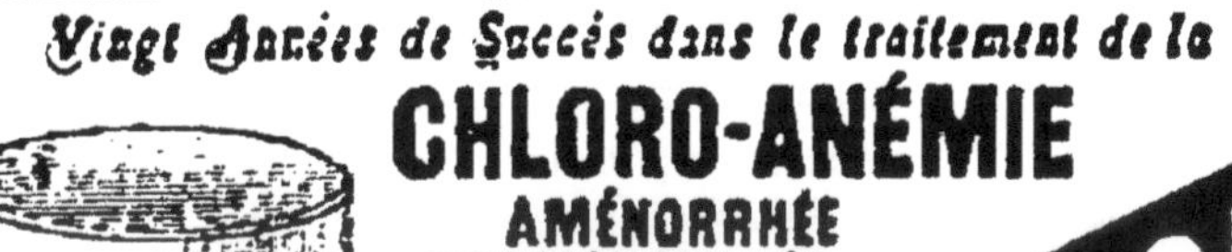

CHLORO-ANÉMIE

AMÉNORRHÉE
DYSMÉNORRHÉE
LEUCORRHÉE
etc.
PAR

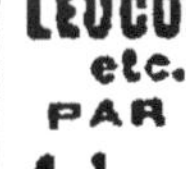

L'

ÉLIXIR PÉRON

A BASE DE FER ET DE MANGANESE

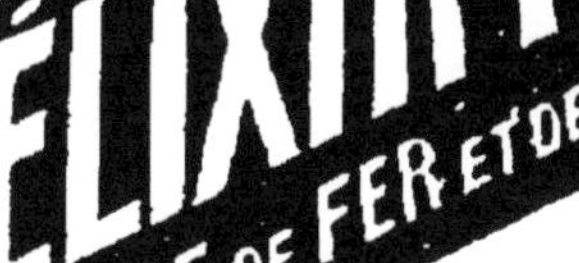

Une cuillerée à dessert contient 0 05 centig. de fer et 0.02 centigr. de manganèse.

MODE D'EMPLOI

1 cuillerée à dessert à midi et le soir.

PRIX { LE FLACON.... 6f.
LE 1/2 FLACON. 3f50.

Se trouve à la pharmacie **ARGUEYROLLES**

20, Rue d'Avron, Paris

ET DANS TOUTES LES PHARMACIES.

Il est envoyé gratuitt un flacon d'essai aux docteurs qui le désirent.

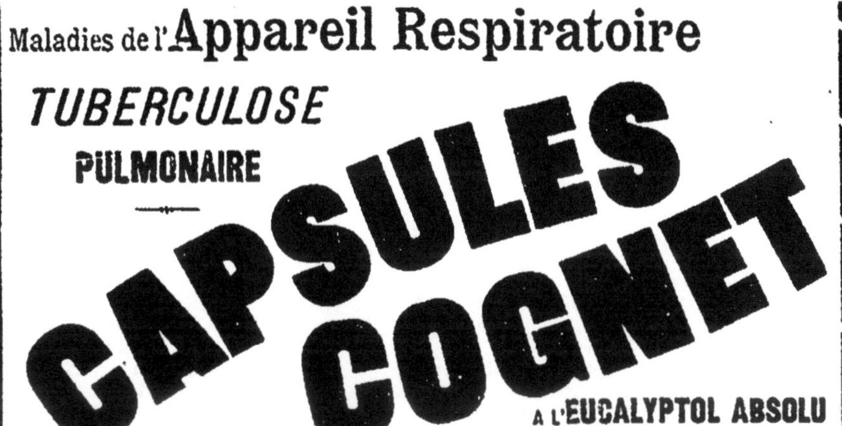

Le plus puissant Remède contre les

Maladies de Poitrine

A. COGNET, 43, Rue de Saintonge, PARIS

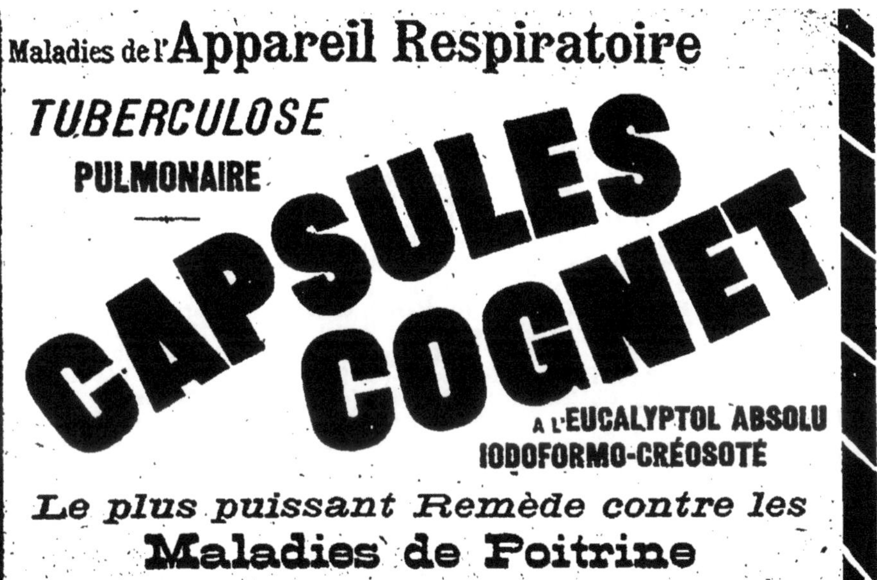
Maladies de l'Appareil Respiratoire
TUBERCULOSE
PULMONAIRE
CAPSULES
COGNET
A L'EUCALYPTOL ABSOLU
IODOFORMO-CRÉOSOTÉ
Le plus puissant Remède contre les
Maladies de Poitrine
A. COGNET, 43, Rue de Saintonge, PARIS

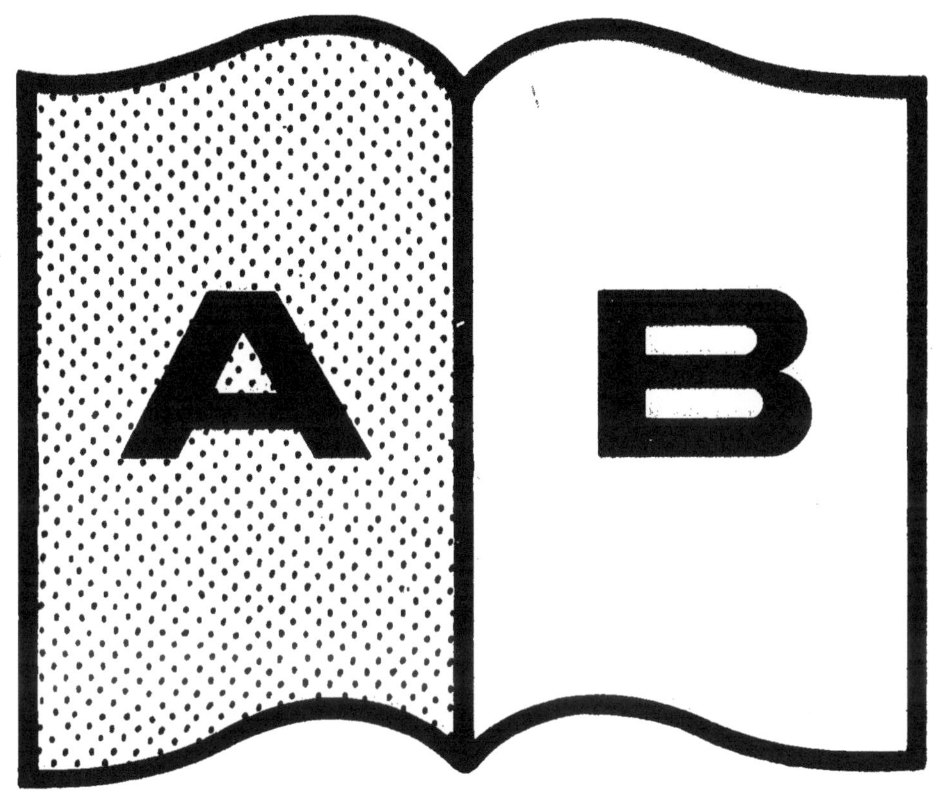

Contraste insuffisant

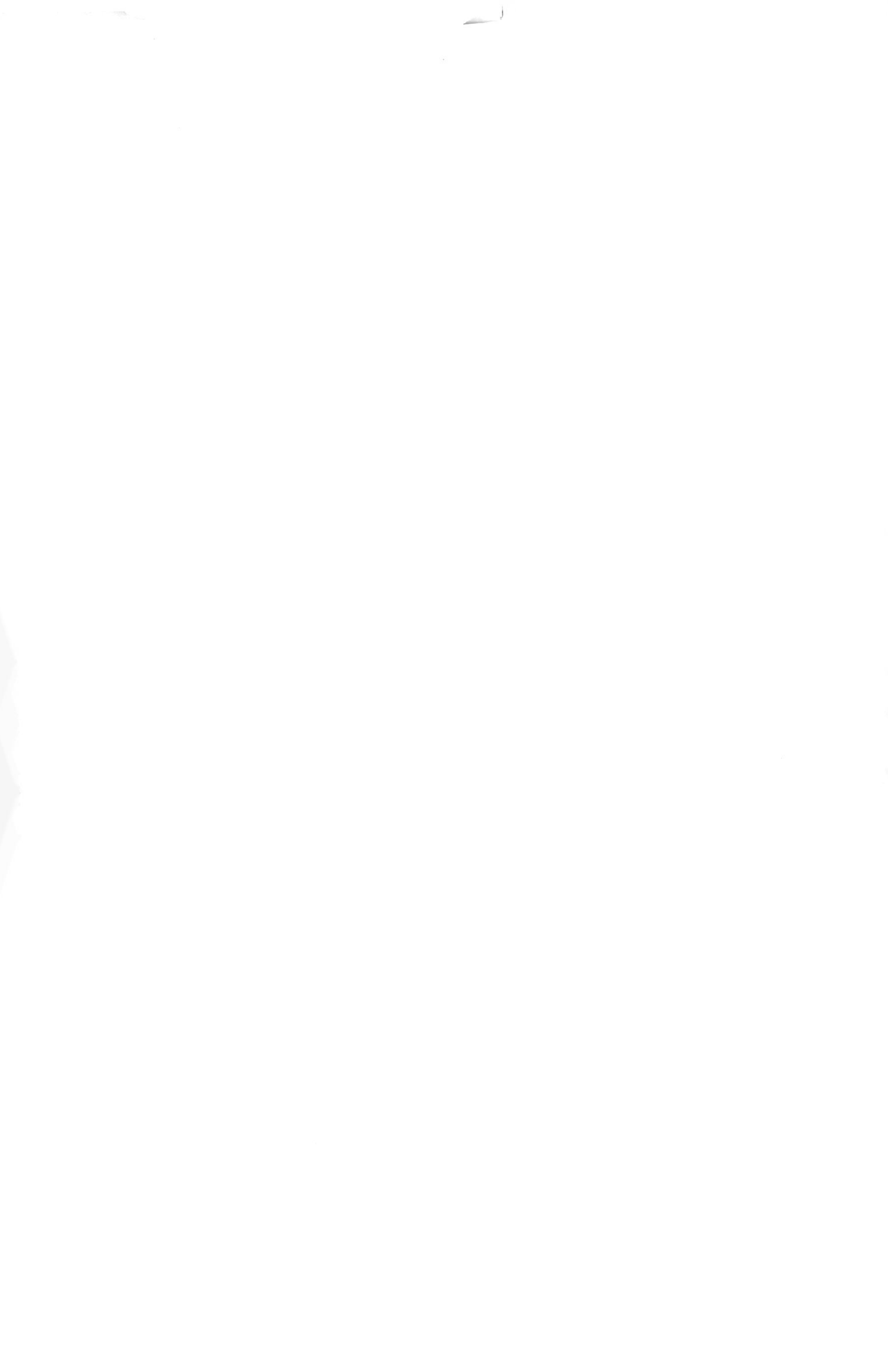

www.ingramcontent.com/pod-product-compliance
Ingram Content Group UK Ltd.
Pitfield, Milton Keynes, MK11 3LW, UK
UKHW012005240726
13965UKWH00001B/166

9 782012 927919